U0350149

人体揭秘

匈牙利图艺出版公司◎编著　　王金◎译

河南美术出版社
·郑州·

图书在版编目（CIP）数据

人体揭秘 / 匈牙利图艺出版公司编著；王金译．—
郑州：河南美术出版社，2017.10
ISBN 978-7-5401-4089-2

Ⅰ．①人… Ⅱ．①匈… ②王… Ⅲ．①人体—少儿读
物 Ⅳ．① R32-49

中国版本图书馆 CIP 数据核字（2017）第 231228 号

© Graph-Art, 2014
Human Body
Written, designed and compiled by
Bagoly Ilona
Illustration: Abai Éva, Dr Bera Károly, Dráviczki Péter,
Mart Tamás, Nagy Attila, Szendrei Tibor,
Varga Zsigmond és Véghseo Béla
The simplified Chinese translation rights arranged
through Rightol Media
Email:copyright@rightol.com

豫著许可备字-2017-A-0212

人体揭秘

编　　著：匈牙利图艺出版公司
译　　者：王　金
装帧设计：丁　虹　黄　慧
责任编辑：张　浩　　　责任校对：管明锐
特约编辑：封路路　　　营销推广：童立方 / 朗读者
选题策划：许华伟
出版发行：河南美术出版社
地　　址：郑州市经五路 66 号
营销电话：010-57126122
邮政编码：450002
印　　刷：深圳当纳利印刷有限公司
版　　次：2017 年 10 月第 1 版
印　　次：2018 年 2 月第 1 次印刷
开　　本：889mm×1194mm　1/16
印　　张：4
字　　数：50 千
书　　号：ISBN 978-7-5401-4089-2
定　　价：58.00 元

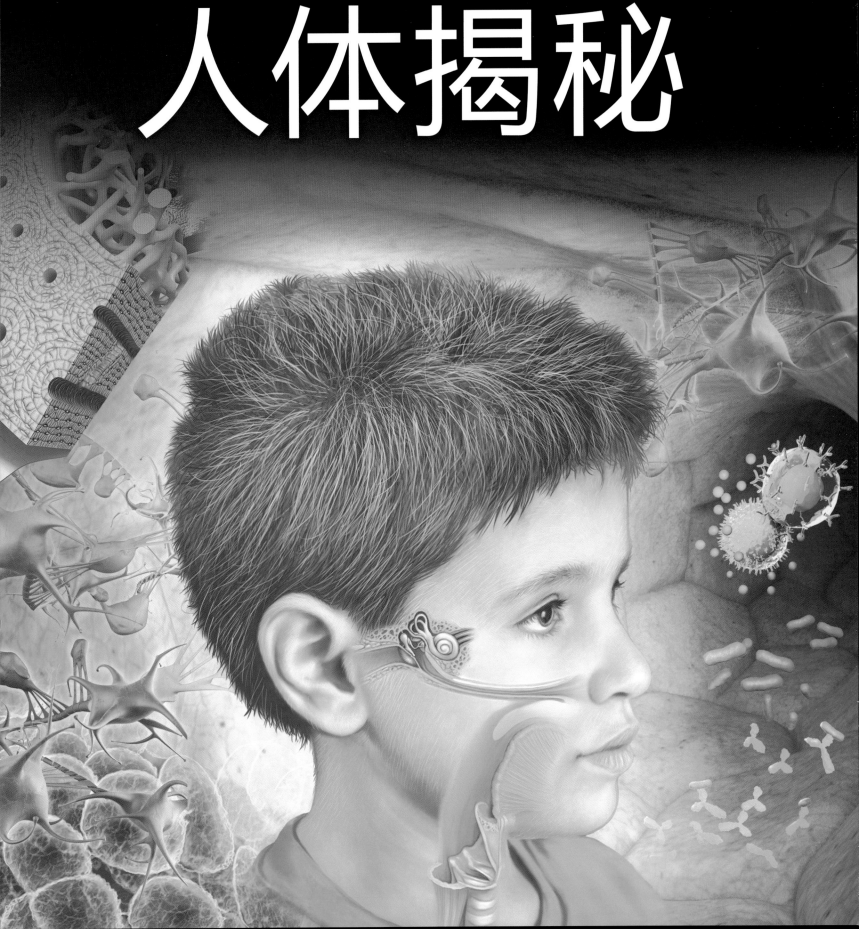

人体揭秘

目　录

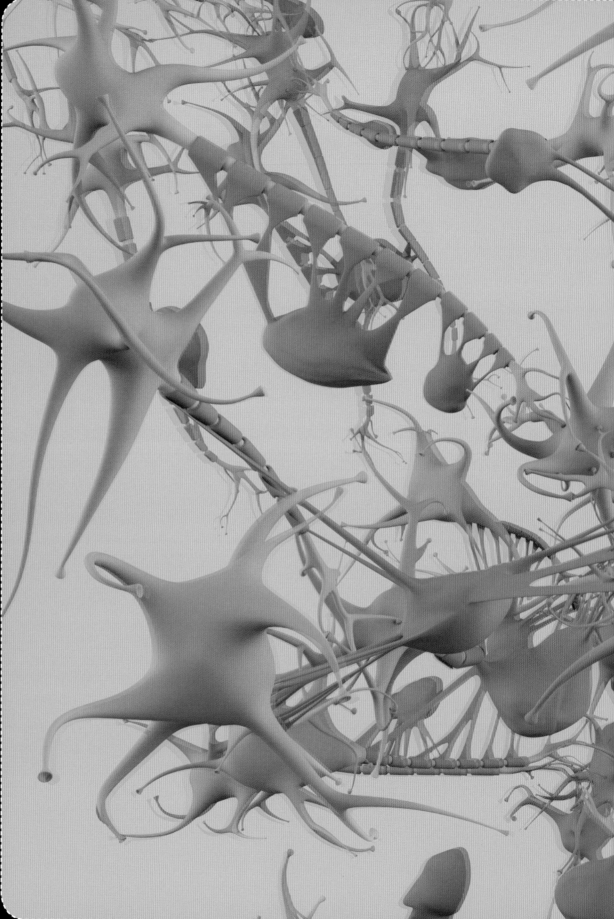

组织结构

神经细胞在我们体内构建了信息流通的"超级高速公路网"，电子信号传递的速度最高可达400千米/时。

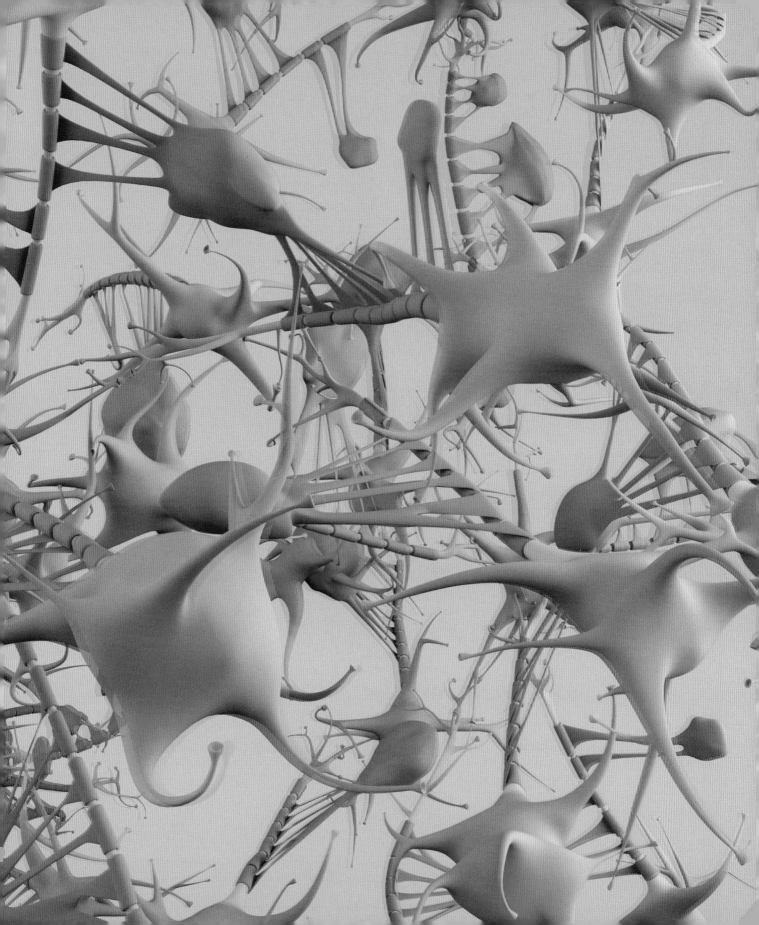

细胞

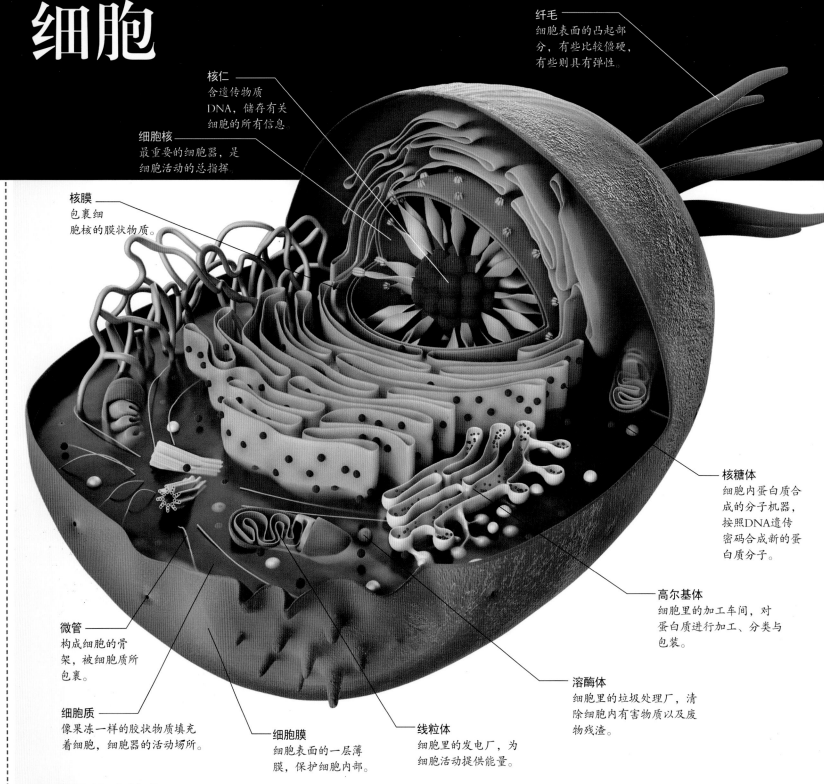

核仁 —— 含遗传物质DNA，储存有关细胞的所有信息。

细胞核 —— 最重要的细胞器，是细胞活动的总指挥。

核膜 —— 包裹细胞核的膜状物质。

纤毛 —— 细胞表面的凸起部分，有些比较僵硬，有些则具有弹性。

微管 —— 构成细胞的骨架，被细胞质所包裹。

细胞质 —— 像果冻一样的胶状物质填充着细胞，细胞器的活动场所。

细胞膜 —— 细胞表面的一层薄膜，保护细胞内部。

线粒体 —— 细胞里的发电厂，为细胞活动提供能量。

核糖体 —— 细胞内蛋白质合成的分子机器，按照DNA遗传密码合成新的蛋白质分子。

高尔基体 —— 细胞里的加工车间，对蛋白质进行加工、分类与包装。

溶酶体 —— 细胞里的垃圾处理厂，清除细胞内有害物质以及废物残渣。

人体的基本单位

细胞是人体的基本组成单位。它们堆积起来，就建成了人体这幢"大楼"。和普通砖瓦不同的是，细胞是一个个有生命的个体，它的内部有着精密的分工。各种细胞器各司其职，通过一系列化学反应生产构成细胞的物质。细胞不仅生产和运输人体必需物质，也会将残渣废料排出体外。位于细胞中心的细胞器叫细胞核，是人体遗传物质的储存场所。它会下达各种命令，控制细胞的活动。除此以外，遗传物质还能决定细胞的类型。构成人体的数十万亿个细胞，根据功能和形态的不同，可分为200种。

细胞膜

　　细胞表面有一层薄膜，将嵌在细胞质中的高尔基体、核糖体、细胞核等细胞器包裹在内。磷脂双分子层是构成细胞膜的基本支架，蛋白质分子有的在磷脂双分子层表面，有的部分或全部嵌入其中。细胞膜不仅能保护细胞内部，还与外界进行物质交换。一些毗邻的蛋白质贯穿细胞膜，形成了一个个小小的通道。原料的输入和成品的输出大部分都是通过这些通道完成的。细胞膜的表面还有少许糖类分子，它是细胞之间的"接头暗号"，细胞通过它就能够辨认彼此。

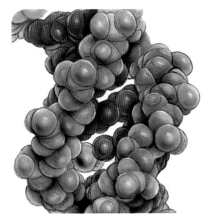

　　DNA，位于核仁中的遗传物质，储存了关于细胞的所有信息特征。它是一个双螺旋分子，看上去就像一个呈螺旋上升的梯子。

细胞分裂：胞质分裂

　　随着年龄的增长，人体内细胞的数量也会不断增加，细胞也会衰老和死亡。不同类型的细胞，寿命也不同。细胞会通过有丝分裂的方式补充新的细胞。在有丝分裂过程中，细胞复制自身的遗传信息，变成双二倍体，分裂后形成的两个细胞内含有相同的遗传物质DNA。

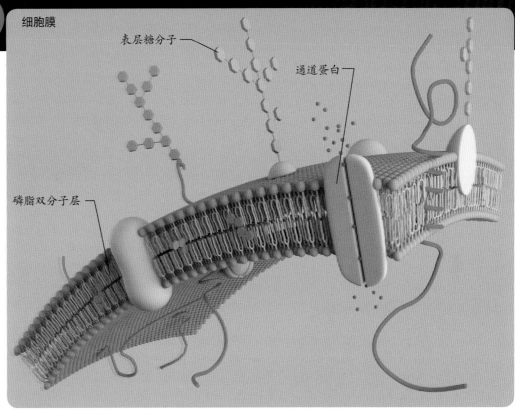

细胞膜

表层糖分子
通道蛋白
磷脂双分子层

细胞的类型

　　细胞的基本结构大同小异，但是为了承担不同的任务，它们产生了分化，形成了形态、结构各不相同的细胞类群。

红细胞分布于血液中，是体内二氧化碳和氧气的"运输员"。它没有细胞核，看上去像一个甜甜圈。

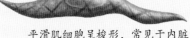
平滑肌细胞呈梭形，常见于内脏外壁。其细胞质中含有蛋白质链，可引起细胞伸缩。

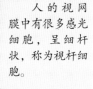
人的视网膜中有很多感光细胞，呈细杆状，称为视杆细胞。

DNA聚集在一起，染色体即将分离，核膜即将解体。

纺锤丝的牵引下，染色体排列在细胞中央的赤道板上。

分离后的染色体（染色单体）移向细胞两极。

细胞即将分离。

新的细胞膜即将形成。

最终，两个细胞完全分开，染色体也会分离。

7

组织

组织架构

　　形状相似、功能相同的细胞聚集在一起就形成了组织。我们体内的主要组织有四类：肌肉细胞构成的肌肉组织、神经细胞构成的神经组织、还有上皮组织和结缔组织（支持组织）。它们都由细胞和细胞间质组成。由于不同组织承担的功能不同，所含有的细胞和细胞间质的数量比例也不一样。和细胞一样，相同的组织之间也会互相连接，在我们的体内形成更大的结构——器官，我们熟知的心脏和肺都属于器官。

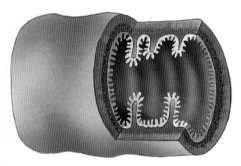

　　小肠的内壁被一层圆柱状带绒毛的上皮细胞覆盖，它们看起来好像一根根头发，可以起到保护小肠内壁的作用。

结缔组织

　　人体内分布范围最广的是结缔组织。结缔组织中不仅含有细胞，还有大量富含纤维的细胞间质。这些纤维也有很多种类，分布在不同的组织当中。在疏松结缔组织中，它们交织成网状，填充了器官的内部与外部的空间。在致密结缔组织中，它们则紧紧地贴在一起。在连接骨头和肌肉的肌腱结缔组织中，就能找到这样的"抱团"纤维。血液也是结缔组织的一种，它的独特之处在于其细胞间质（也就是我们熟知的血浆）是液体。细胞间质在结缔组织中的含量十分丰富，不过在脂肪组织中却不见踪影。

内皮
　　单内皮层扁平上皮覆盖在血管内壁，属于上皮组织。

上皮组织

　　我们身体的里里外外都被上皮组织所覆盖。不同上皮组织中的细胞也不尽相同，有的扁平，有的方正，还有的像一个大圆筒。它们紧密地排成几层。底层的是基膜，上皮组织通过这层膜与其下方的结缔组织连接在一起。上皮组织一般没有血管，细胞间质的数量也少得可怜，因此其营养由结缔组织通过基膜供应。根据功能，可将上皮组织分为扁平上皮（皮肤中）和腺上皮（胰腺中）等。

软骨的种类

　　结缔组织中也有一些"强硬派"，和它们比起来，软骨组织更有弹性。弹性大小取决于其细胞间质中所含纤维的数量。透明软骨通常位于气管、关节连接处的表面，纤维含量较少；脊椎之间的纤维软骨中则含有较多纤维。除此以外，外耳廓中的软骨也较有弹性。

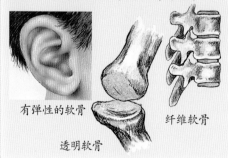

有弹性的软骨

透明软骨

纤维软骨

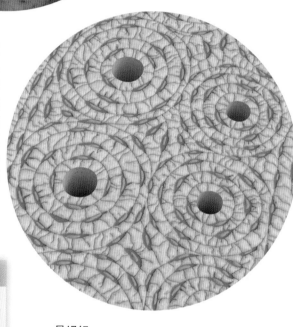

骨组织
　　椭圆形的骨细胞通过突出部分相互连接。它们围绕着哈佛管（骨单位为厚壁的圆筒状结构，与骨干的长轴呈平行排列，中央有一条细管称哈佛管），呈同心圆排列。在骨细胞的细胞间质中，存在着一些有机物，例如纤维，它可以使骨头具有一定的弹性；也有无机盐，例如磷酸钙和磷酸镁。

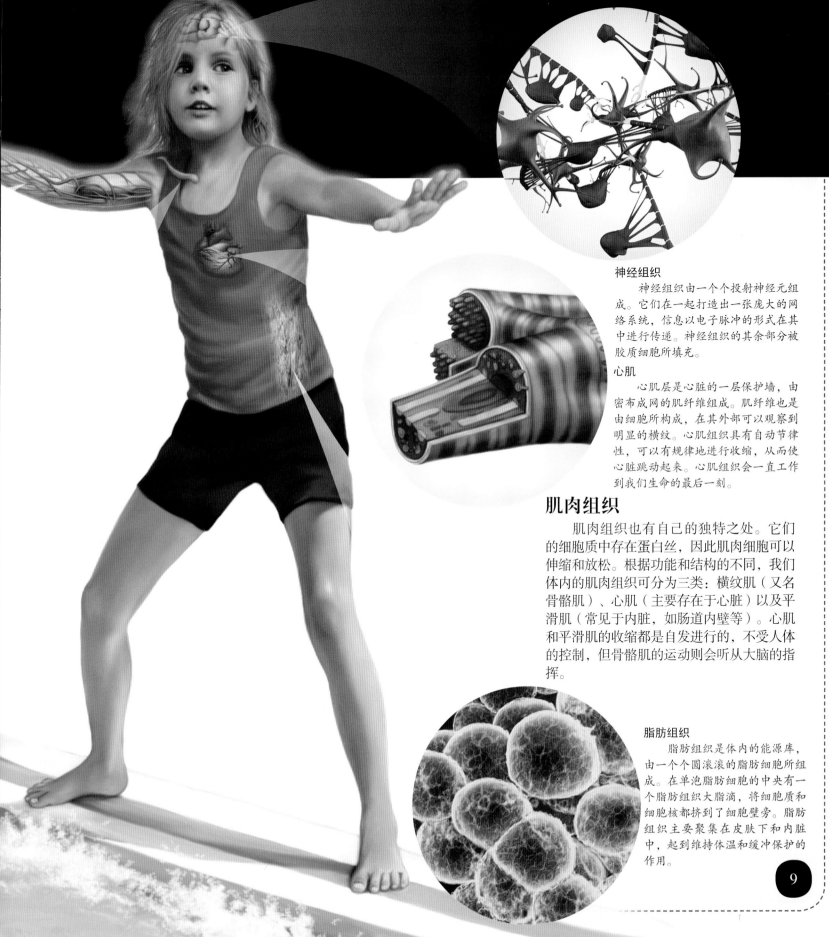

神经组织

　　神经组织由一个个投射神经元组成。它们在一起打造出一张庞大的网络系统，信息以电子脉冲的形式在其中进行传递。神经组织的其余部分被胶质细胞所填充。

心肌

　　心肌层是心脏的一层保护墙，由密布成网的肌纤维组成。肌纤维也是由细胞所构成，在其外部可以观察到明显的横纹。心肌组织具有自动节律性，可以有规律地进行收缩，从而使心脏跳动起来。心肌组织会一直工作到我们生命的最后一刻。

肌肉组织

　　肌肉组织也有自己的独特之处。它们的细胞质中存在蛋白丝，因此肌肉细胞可以伸缩和放松。根据功能和结构的不同，我们体内的肌肉组织可分为三类：横纹肌（又名骨骼肌）、心肌（主要存在于心脏）以及平滑肌（常见于内脏，如肠道内壁等）。心肌和平滑肌的收缩都是自发进行的，不受人体的控制，但骨骼肌的运动则会听从大脑的指挥。

脂肪组织

　　脂肪组织是体内的能源库，由一个个圆滚滚的脂肪细胞所组成。在单泡脂肪细胞的中央有一个脂肪组织大脂滴，将细胞质和细胞核都挤到了细胞壁旁。脂肪组织主要聚集在皮肤下和内脏中，起到维持体温和缓冲保护的作用。

9

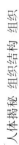

皮肤

人体的屏障

　　皮肤是与外界直接相连的器官，它可以保护体内的各种组织和器官免受外界有害物质的侵袭。在与外界恶劣环境作斗争的过程中，皮肤使出了"十八般武艺"。它含有色素，可以抵御强烈的太阳辐射。皮肤中腺体分泌的各类物质也能起到保护作用。汗腺分泌的汗液可以阻止微生物进入人体内；皮脂腺分泌油脂，让皮肤保持湿润。出汗也是排放热量的一种方式，因此皮肤在调节体温上也是一把好手。不仅如此，皮肤中的神经末梢能够感知疼痛、压力、寒冷、温暖以及触碰。有了皮肤，我们才能感受到家人之间充满爱意的抚摸和拥抱，这也是家人之间最亲密的交流方式。

　　在阳光的作用下，色素细胞会产生更多色素，这是皮肤会被晒黑的原因。

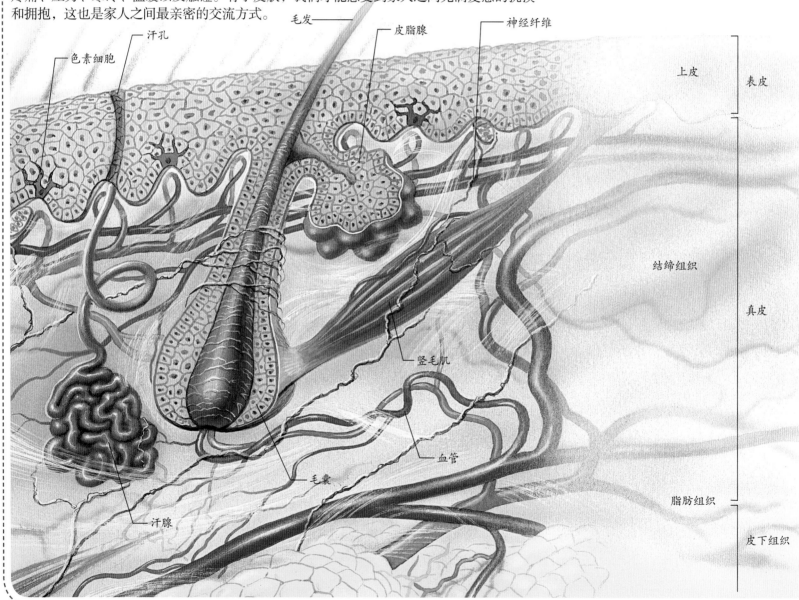

毛发

汗孔

色素细胞

皮脂腺

神经纤维

上皮

表皮

结缔组织

真皮

竖毛肌

血管

毛囊

脂肪组织

汗腺

皮下组织

真皮层里的结缔组织让我们的皮肤紧实且具有弹性。随着年龄的增长，结缔组织会松弛，鱼尾纹和皱纹也随之而来。不过，皮肤的纹路——指纹却并不会受到年龄的影响，因此指纹又被称作是"人体身份证"。结缔组织中的纤维形成了致密的纹理，向上生长，在表皮形成小小的纹路。手指、手掌和脚掌上都能看到这种纹路，它们有的呈斗形，有的像簸箕，还有的像弓一样。指纹具有"各不相同、终生不变"的特性，因此可用于验证人的身份。

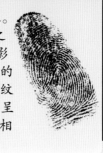

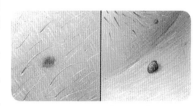

甲片

甲根

甲床

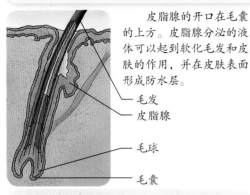

皮脂腺的开口在毛囊的上方。皮脂腺分泌的液体可以起到软化毛发和皮肤的作用，并在皮肤表面形成防水层。

毛发
皮脂腺

毛球

毛囊

指甲是覆盖在甲床上的一层角质结构，位于手指末端。指甲沿甲根生长，而甲根的细胞是未角质化的。甲板根部的半月痕就是甲根的一部分。

毛发的秘密

我们处在胚胎阶段时，身上就覆满了毛发，在我们出生的前一个月，这些毛发会自行脱落，只有一些头发还保留着。我们身体上现在能看到的那些毛发，比如眉毛、睫毛等都是出生后才长出来的。每个人的头发总量约12万根，每天平均会掉落60根。不过别担心，旧的不去新的不来，毛囊里还会长出新的头发。毛发中色素的多少，决定了其颜色的深浅。黑发中所含的色素量最多，棕发次之，金发最少。如果头发中没有了色素，其内部就会被空气填充，头发也就变成了白色。所以年龄大了，头发也会变白。

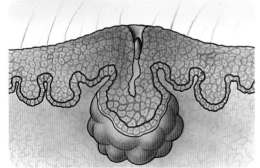

如果皮脂腺的出口被灰尘和皮肤油脂堵塞，黑头粉刺就会形成；如果引发感染，就会变成痤疮。这时，你可能需要接受专业的治疗。

胎记是由聚集在皮肤表面的色素细胞形成的。皮肤接收到的紫外线辐射越多，越容易长痣。

皮肤层

皮肤的最外层叫表皮层，由大量表皮细胞构成。表皮层的细胞会逐渐死亡并剥落，但我们的皮肤并不会因此变薄，因为内部的细胞还会源源不断地补充上来。表皮层的下面是真皮层，由结缔组织组成。毛细血管、皮脂腺、汗腺、毛囊以及神经末梢都位于此层。当我们感到寒冷或者兴奋的时候，竖毛肌就会伸缩，使皮肤表面的毛发立起，阻挡热量的散失，帮助机体抵御寒冷。现在你明白为什么一冷你就会起鸡皮疙瘩了吧。皮肤的最下层是皮下组织，其中含有的脂肪细胞是能量的储存场所，是人体的保温层。身体不同部位的皮下组织，厚度也不尽相同，它们在腹部和臀部最为常见。

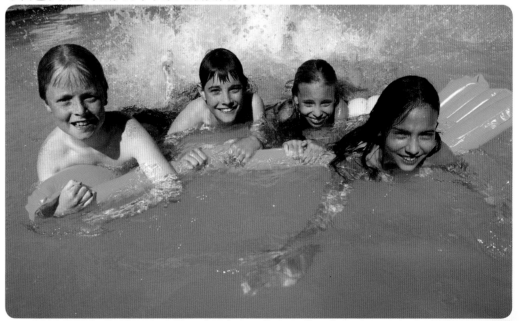

天气炎热或者刚做完剧烈运动时，我们都会出汗。这是我们身体散热的方式。汗液不仅可以将热量带出体外，也能排出体内的毒素。

组织结构

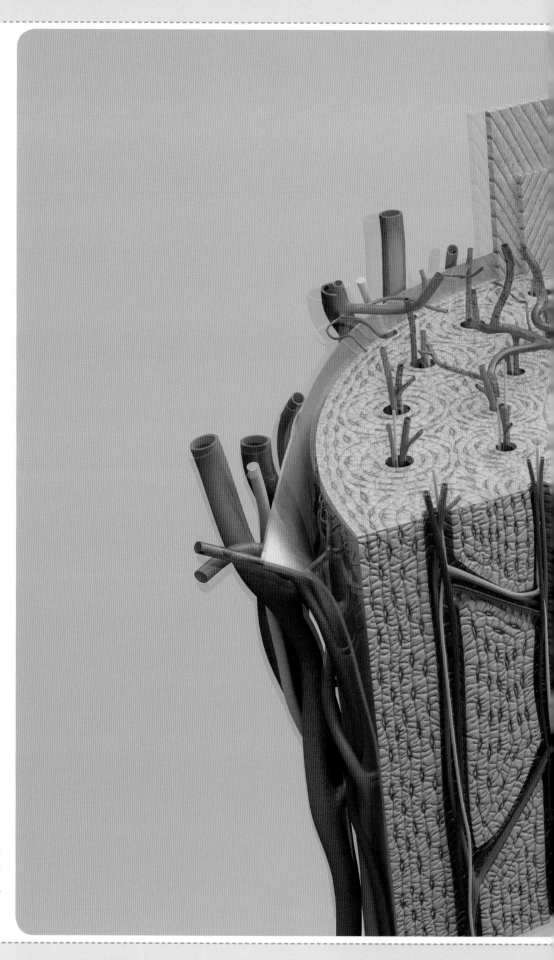

骨小梁构成了立体排列的海绵状物质填充在骨骼的内部，打造出既坚硬又轻盈的骨骼。

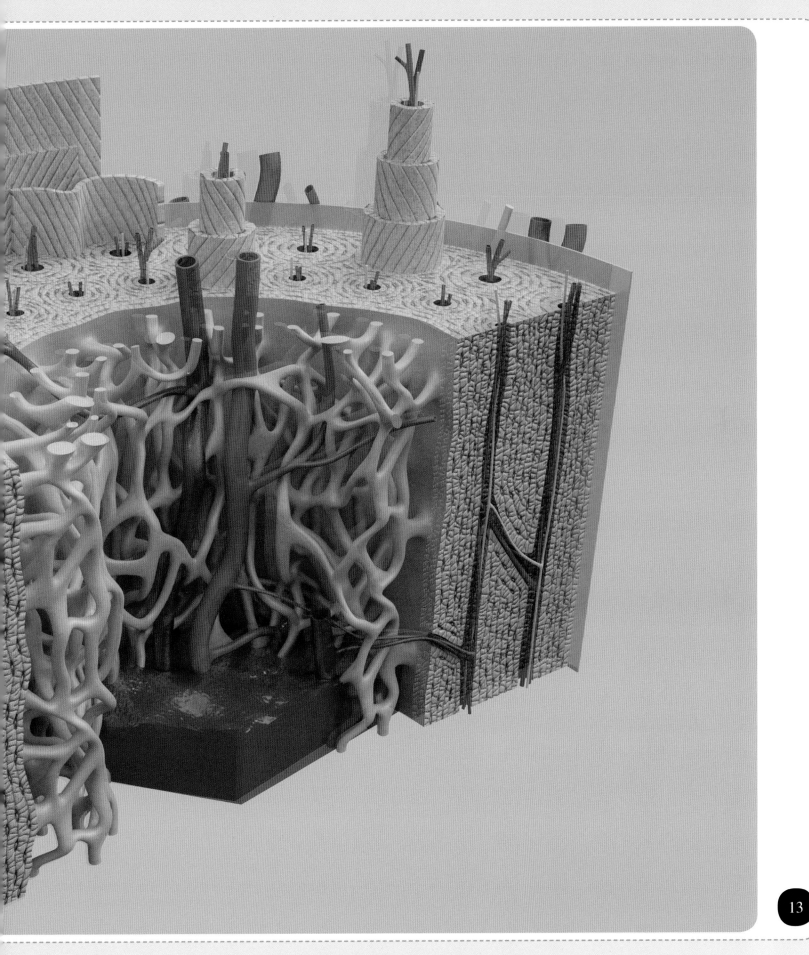

骨骼系统

骨骼的作用

　　和摩天大楼的梁式结构一样，坚硬的骨骼也撑起了我们的身体。它们将器官包围在内，起到了保护器官的作用。骨骼还是肌肉的附着点。骨髓填充于骨髓腔内，其中红骨髓具有造血功能，黄骨髓则用于营养物质的储存。婴儿的体内共有大约350块骨头，随着我们慢慢长大，部分骨头会逐渐融合。成人的体内共有206块骨头，根据其外形，可分为以下几类：长骨，又叫管状骨，股骨就是管状骨的一种；扁骨，肋骨和肩胛骨均属于此类；短骨，比如腕骨；中空骨，比如上颌骨；不规则骨，比如椎骨。

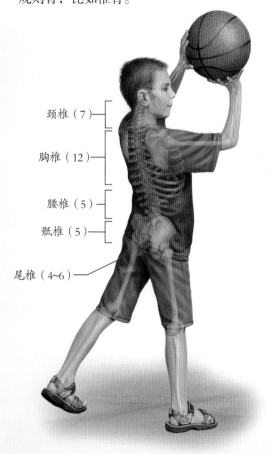

颈椎（7）

胸椎（12）

腰椎（5）

骶椎（5）

尾椎（4~6）

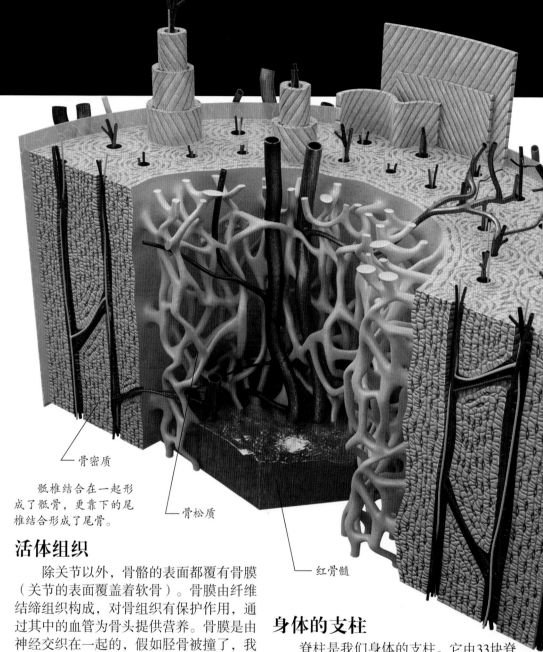

骨密质

骶椎结合在一起形成了骶骨，更靠下的尾椎结合形成了尾骨。

骨松质

红骨髓

活体组织

　　除关节以外，骨骼的表面都覆有骨膜（关节的表面覆盖着软骨）。骨膜由纤维结缔组织构成，对骨组织有保护作用，通过其中的血管为骨头提供营养。骨膜是由神经交织在一起的，假如胫骨被撞了，我们会感到疼痛。骨膜下的骨质非常坚硬耐用，其中含有血管。扁骨的内部和管状骨的末端还含有骨松质，呈海绵状，由相互交织的骨小梁排列而成。骨松质的间隙中填充着骨髓。刚出生时，这些骨髓都呈红色；随着年龄的逐渐增长，它们慢慢转化成了黄骨髓。在成年人体内，红骨髓仅存在于肋骨、脊椎骨、髋骨、胸骨以及颅骨顶端。

身体的支柱

　　脊柱是我们身体的支柱。它由33块脊椎骨组成，上接颅骨，下达尾骨尖，是一段柔软又能活动的结构，其活动性取决于椎间盘的完整以及相关脊椎骨关节间的和谐。其中，胸椎连接着所有肋骨，即7对真肋和5对假肋。末端的两对肋骨游离于腹壁肌层中，不与胸骨相连，称为浮肋。这些肋骨与胸椎、胸骨一起构成了胸廓。我们的四肢通过肩带骨、盆带骨与躯干骨相连。

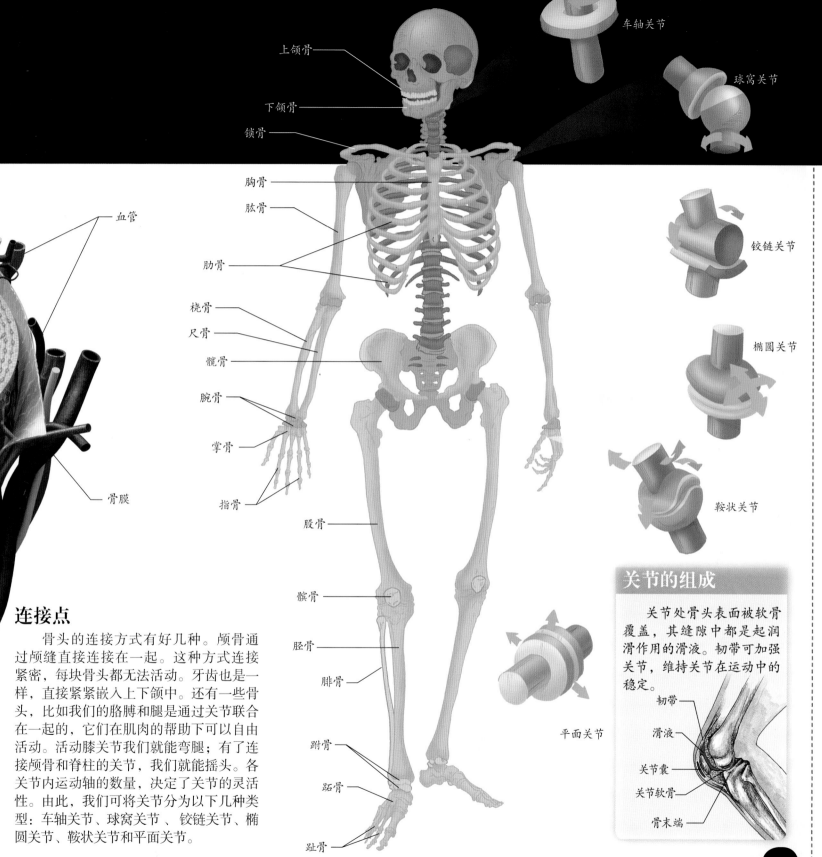

车轴关节

球窝关节

铰链关节

椭圆关节

鞍状关节

平面关节

上颌骨

下颌骨

锁骨

胸骨

肱骨

肋骨

桡骨

尺骨

髋骨

腕骨

掌骨

指骨

股骨

髌骨

胫骨

腓骨

跗骨

跖骨

趾骨

血管

骨膜

连接点

　　骨头的连接方式有好几种。颅骨通过颅缝直接连接在一起。这种方式连接紧密，每块骨头都无法活动。牙齿也是一样，直接紧紧嵌入上下颌中。还有一些骨头，比如我们的胳膊和腿是通过关节联合在一起的，它们在肌肉的帮助下可以自由活动。活动膝关节我们就能弯腿；有了连接颅骨和脊柱的关节，我们就能摇头。各关节内运动轴的数量，决定了关节的灵活性。由此，我们可将关节分为以下几种类型：车轴关节、球窝关节、铰链关节、椭圆关节、鞍状关节和平面关节。

关节的组成

　　关节处骨头表面被软骨覆盖，其缝隙中都是起润滑作用的滑液。韧带可加强关节，维持关节在运动中的稳定。

韧带

滑液

关节囊

关节软骨

骨末端

肌肉

"听话"的肌肉

前面我们曾提到过，肌肉共分为三类。心肌是心脏的主要组成部分；平滑肌则位于血管和肠道内壁，其伸缩不受大脑控制。我们能控制的是骨骼肌，只要我们愿意，就能完成很多动作，比如起立、坐下、跑、跳等。大多数骨骼肌都与骨骼紧紧相连，它们一伸缩，骨骼也会被牵连，身体就动了起来。肌肉除了能控制机体运动，还和骨骼一起占据了身体的主要重量，在女性中约占30%～40%，男性中约占40%～50%。

名字背后的秘密

一块肌肉可以与好几块骨头相连，因此一块肌肉可以有好几个头。肱二头肌就有两个头，腿部的三头肌有三个头。同理，四头肌则有四个头。这些肌肉连接了数个关节，帮助机体运动。位于手掌背面掌骨之间的肌肉可以帮助手指伸展和弯曲。弯曲时，组成关节的骨头互相靠近，伸展时则相互远离，关节之间互相协调才能活动起来。肌肉也一样，有互相协同促进的，也有互相对抗的。肌肉的拉丁文名称就反映了它们的典型特征，如股二头肌。

运动中，一些肌肉收缩，与它们相对应的那些肌肉则舒张。通过肌肉之间的协作，身体就可以运动起来。

肌肉的组成

尽管有些肌肉的起点位于皮肤或者其他肌肉，比如颈阔肌的连接点就位于脖子和面部皮肤，但大部分肌肉的起点都位于骨头，其连接的部分叫肌腱。肌肉收缩时，带动一块骨头运动，另一块骨头则保持不动。那儿肌肉的起点就在不动的骨头上，而动的骨头上有肌肉的附着点。肌肉中间具有收缩功能的叫肌腹。肌肉以及肌肉群都被结缔组织膜所覆盖，这种膜叫筋膜。

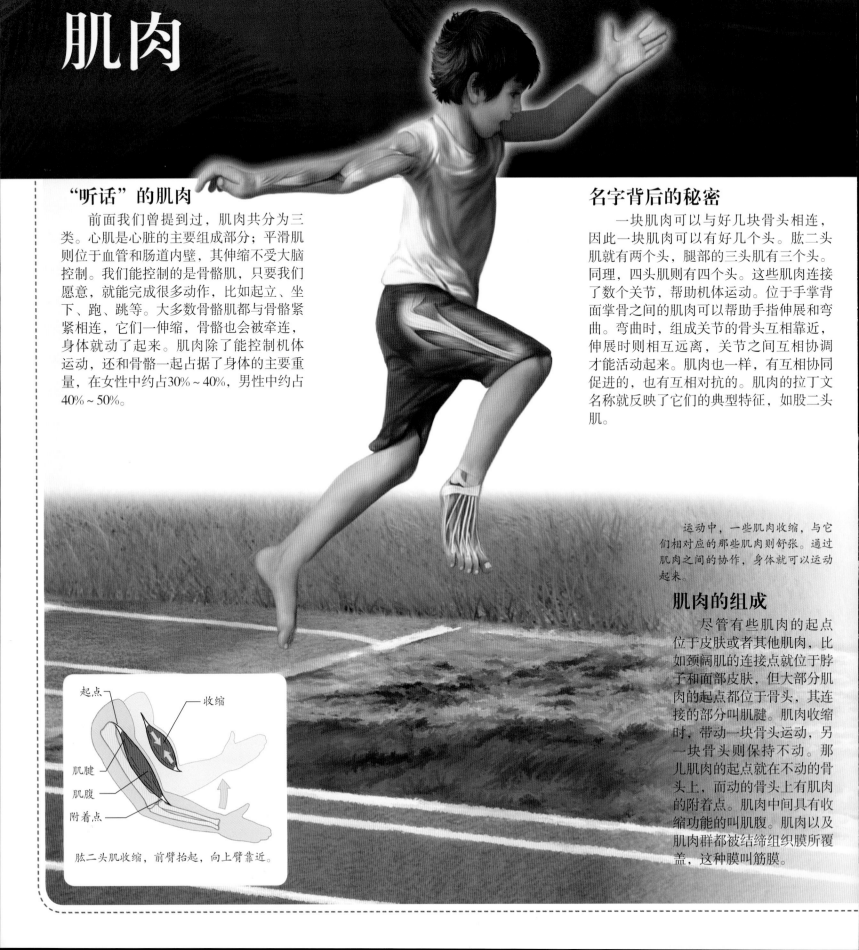

起点　收缩
肌腱
肌腹
附着点

肱二头肌收缩，前臂抬起，向上臂靠近。

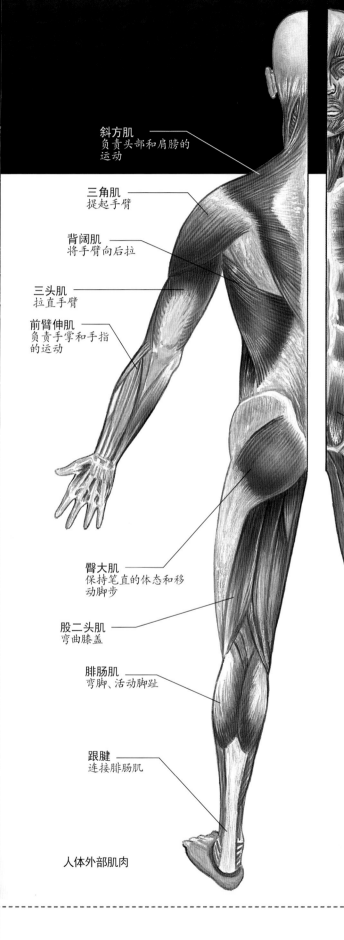

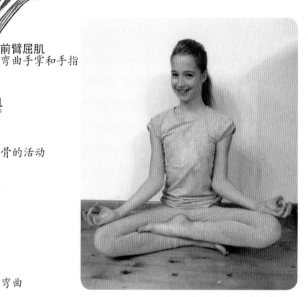

斜方肌
负责头部和肩膀的运动

三角肌
提起手臂

背阔肌
将手臂向后拉

三头肌
拉直手臂

前臂伸肌
负责手掌和手指的运动

臀大肌
保持笔直的体态和移动脚步

股二头肌
弯曲膝盖

腓肠肌
弯脚、活动脚趾

跟腱
连接腓肠肌

人体外部肌肉

面肌
改变面部表情

颈肌
控制头部动作

胸肌
控制手臂向前

前臂屈肌
弯曲手掌和手指

肱二头肌
弯曲手臂

前锯肌
控制肩胛骨的活动

斜腹肌
转动身体

腹直肌
弯曲身体

股四头肌
控制膝盖弯曲

缝匠肌
帮助胫骨伸缩

比目鱼肌
控制脚和脚趾活动

肌肉之最

　　肌肉有不同的形状，有的像一个盘子，也有的像一个圆环。肌肉还有不同的大小，从1毫米到40厘米不等。最小的是连接耳朵里镫骨的肌肉，最大的是贯穿大腿正面的缝匠肌。最重的肌肉是臀肌，重达1千克；最强壮的肌肉是咬肌，在咬肌的作用下，下颌施加的压力可达550牛顿。

肌肉的张力可以通过瑜伽训练得到提高。

肌肉张力

　　大脑通过神经与肌肉相连，并通过神经冲动向肌肉下达伸缩的指令。某些肌肉只会在主动运动时工作，比如跑步、散步、翻跟头等。另一些肌肉，比如姿势肌总是处于轻度收缩状态。肌肉静止松弛状态下的紧张度称为肌张力，它可以帮助身体维持某种姿态，例如躺、坐或者站。一个人在精疲力竭或者睡着时，肌肉张力会不同程度地降低。所以，如果你坐在椅子上睡着了，脑袋就会不自觉地歪到一边。

消化系统

消化器官

　　日常生活中，不论是运动、学习还是工作，器官都需要能量才能工作。这些能量来自于我们吃下的食物。这些食物被消化系统分解成糖类、氨基酸以及脂肪这样的原料之后，才会被细胞吸收利用。从我们咀嚼食物的那一刻，消化分解的过程就开始了。它们要经历唾液中的消化酶、胃酸、小肠中的消化液以及胰液的层层分解。消化道长达9米。从食管靠下的2/3部分开始，我们能看到平滑肌的身影。平滑肌的伸缩运动会带来肠胃的蠕动，进而起到搅拌混合食物的作用。

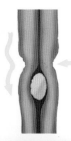

食管的前1/3含有横纹肌。咀嚼后的食物在其蠕动的作用下进入胃部。

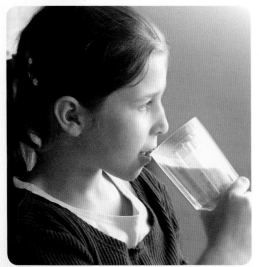

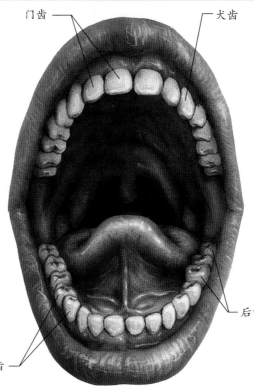

门齿　　犬齿

前白齿　　后白齿

　　成人的牙齿共有32颗，它们被分为两排紧紧地嵌在上下颌的沟槽中。每排从中间向两边分别排列着2颗门齿，1颗犬齿，2颗前白齿以及3颗后白齿。

口腔

　　出口管在口腔内的唾液腺有三对：腮腺、舌下腺和颌下腺。它们每天产生1~1.5升的唾液。唾液具有杀菌消毒的作用，可杀死绝大多数进入口腔的细菌。食物进入口腔后，首先是牙齿咀嚼，接下来唾液中的淀粉酶会对其进行初步的消化和分解，最后在舌头的推动下，通过咽喉和食管进入胃部。尽管在吞咽食物的过程中，营养物质会和空气一起穿过咽喉，我们并不会被呛到，这是因为此时会厌会关闭气管的开口，将食物阻挡在外，食物只能乖乖地在食管中前进。

胃

　　经过咀嚼的食物进入胃里，不同的营养物质在胃内存留时间也不同。胃的储量约为1~1.5升。胃黏膜里的细胞会分泌出蛋白酶和盐酸，经过一场盐酸浴后，食物会进一步被分解成糜状物，里面的细菌也会被消灭。

　　胃黏膜上遍布皱褶，称为皱襞，其分泌的黏蛋白覆盖着胃壁，可以保护胃，使其免于盐酸的腐蚀。如果黏蛋白的分泌出现了问题，胃黏膜就会损伤，形成胃溃疡。

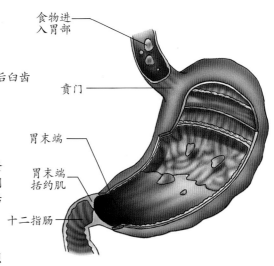

食物进入胃部

贲门

胃末端

胃末端括约肌

十二指肠

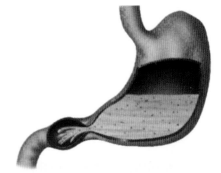

胃里的食物变成了糜状流体

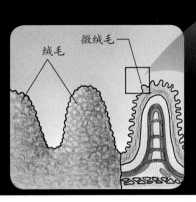

绒毛　微绒毛

小肠表面覆盖大量的绒毛和微绒毛，大大增加了其接触面积。

小肠（肠）

　　胃部末端的括约肌像一个忠诚的卫士，守卫着通向小肠的通道。它会定时将糜状的食物放行到小肠的首段——十二指肠里。小肠总长约为6米，是蛋白质、糖类、脂肪分解和营养物质吸收的场所。小肠高效的吸收能力主要是小肠绒毛的功劳。它们覆盖在小肠管壁的环形皱襞上，将小肠的吸收面积增大至200平方米，相当于一个网球场的大小。

大肠（结肠）

　　食物经过小肠后，基本就只剩下一些无法消化吸收的纤维。下一站的大肠长约1.5米，不含消化液，只会吸收这些残渣中的水分和盐。失去了水分的食物残渣变得黏稠，在大肠菌群的作用下形成粪便。最后，我们可以控制括约肌（由横纹肌组成）的伸缩，将其排出大肠。

阑尾炎

　　阑尾是一段长约6厘米的盲管，隶属于人体的免疫系统。阑尾发炎被称为阑尾炎。这是阑尾被外界物质堵塞的结果，当然也可能是细菌感染造成的。阑尾一旦发炎就需要手术切除。

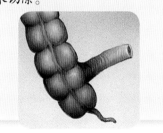

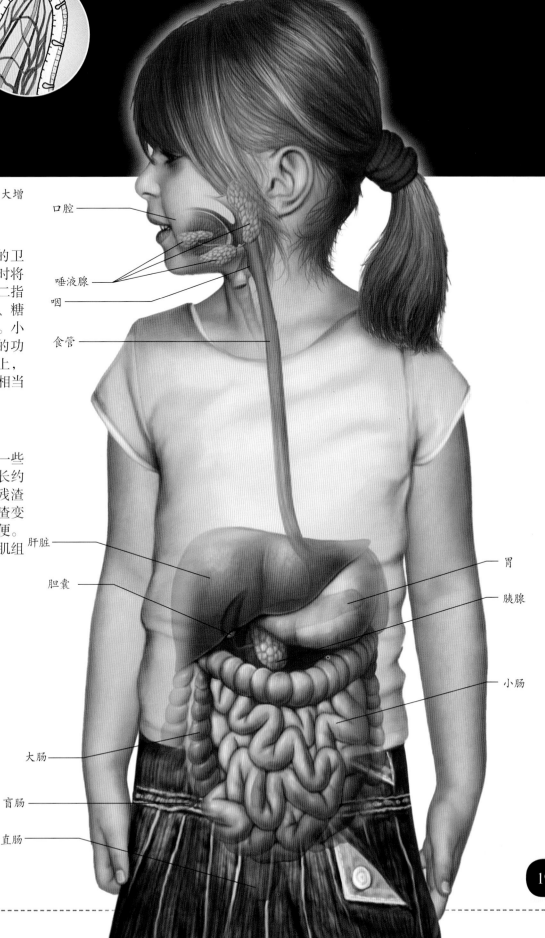

口腔

唾液腺

咽

食管

肝脏

胆囊

胃

胰腺

小肠

大肠

盲肠

直肠

组织结构

呼吸时，我们吸入的不仅有氧气，还有微生物、病毒、真菌、孢子、花粉等。

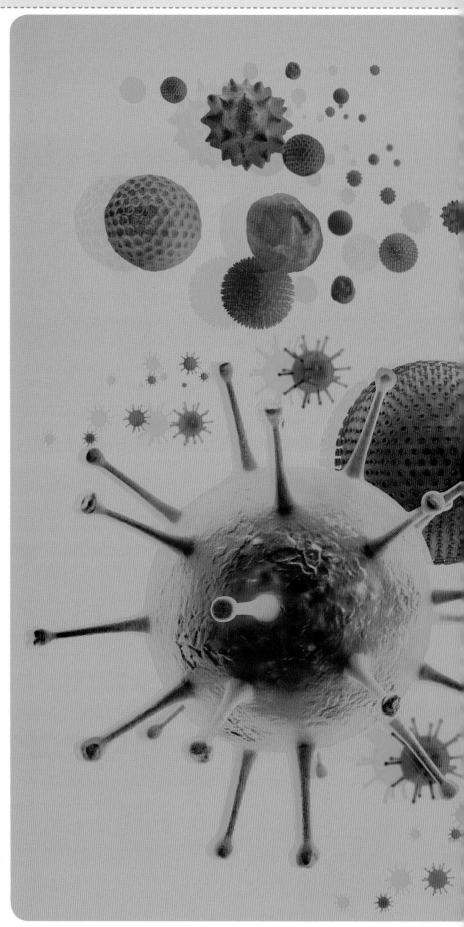

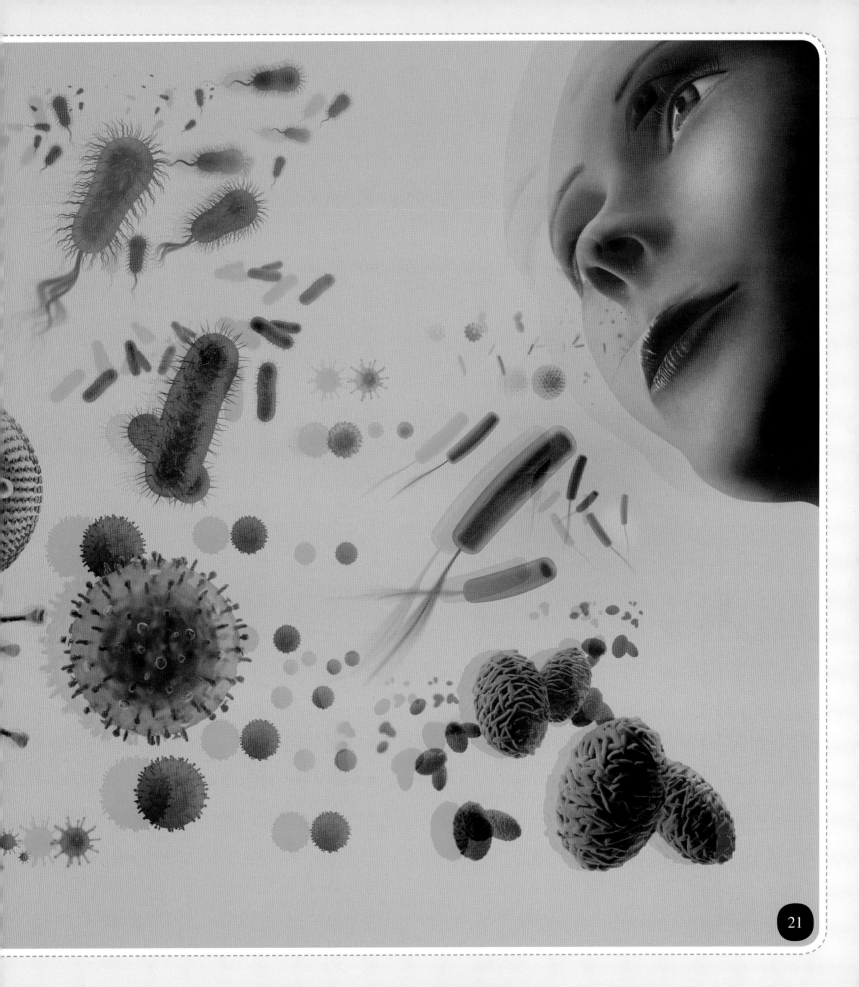

呼吸系统

呼吸道

除了营养物质以外，细胞还需要氧气。我们吸入的空气中不仅含有氧气，还有其他物质。这些混合物穿过鼻腔和咽喉、气管和支气管，被加热和净化后进入肺部。鼻腔内部长有鼻毛，可将大颗粒物质拦下；同时鼻腔内部的黏膜会阻拦下灰尘和微生物，并通过纤毛的连续摆动将其送往咽喉，最后被咽到消化道中。吞咽时，在消化道和呼吸道相会的地方，气流会受到短暂的阻碍，随后就可以畅通无阻地经由喉软骨、气管以及支气管进入左（右）肺。

吸气 呼气

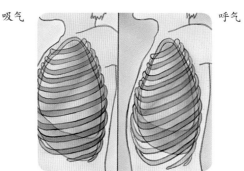

吸气时，肋间肌收缩，胸腔随之扩张，体积增大，空气涌入肺中。呼气时，肋间外肌放松，肋间内肌收缩，胸腔收缩，体积缩小，气体被排出体外。

除了鼻腔，口腔也是我们吸入空气的通道。比如，跑步时，肌肉需要大量的氧气，鼻腔吸入的氧气已经满足不了其需求，这时我们就会用嘴呼吸。大脑会根据我们血液内二氧化碳的含量对呼吸频率进行自动调控。要想下意识地控制呼吸，你可以试试短时间的憋气。

肺通气

我们坐在教室听课时，每分钟大约要呼出和吸入各4升的气体。换句话说，人处在安静状态下，1分钟之内肺部与外界空气交换了8升气体，这被称为静息通气量。运动的情况下，通气量会成倍增长。吸入到肺部的气体氧气含量高，二氧化碳含量低；而从肺部呼出的气体则相反，氧气含量低，二氧化碳含量高。肺部与外界交换空气的过程被称作肺通气。

潜水病

潜水员在潜入深海时会背氧气罐，作为他们的氧气来源。但是他们的身体会受到深海所施加的巨大压力，此时大量的氮气会溶解在血液中。如果他们快速浮上海面，相当于从一个高压环境快速进入一个低压环境，而溶解在血液内的气体也会慢慢恢复其在常压环境下的体积，形成气泡，堵塞血管，造成局部缺血。这种症状被称为潜水病，有时可致命。不过如果潜水员缓慢上升，在不同点稍作停留，就可以避免此类症状的出现。

氮气泡

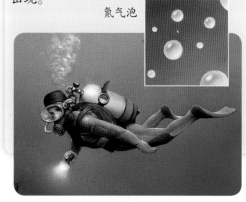

血红蛋白

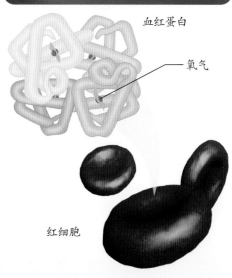

氧气

红细胞

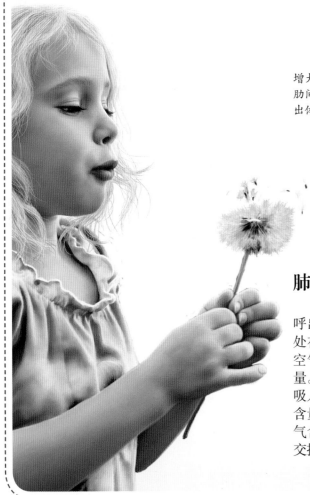

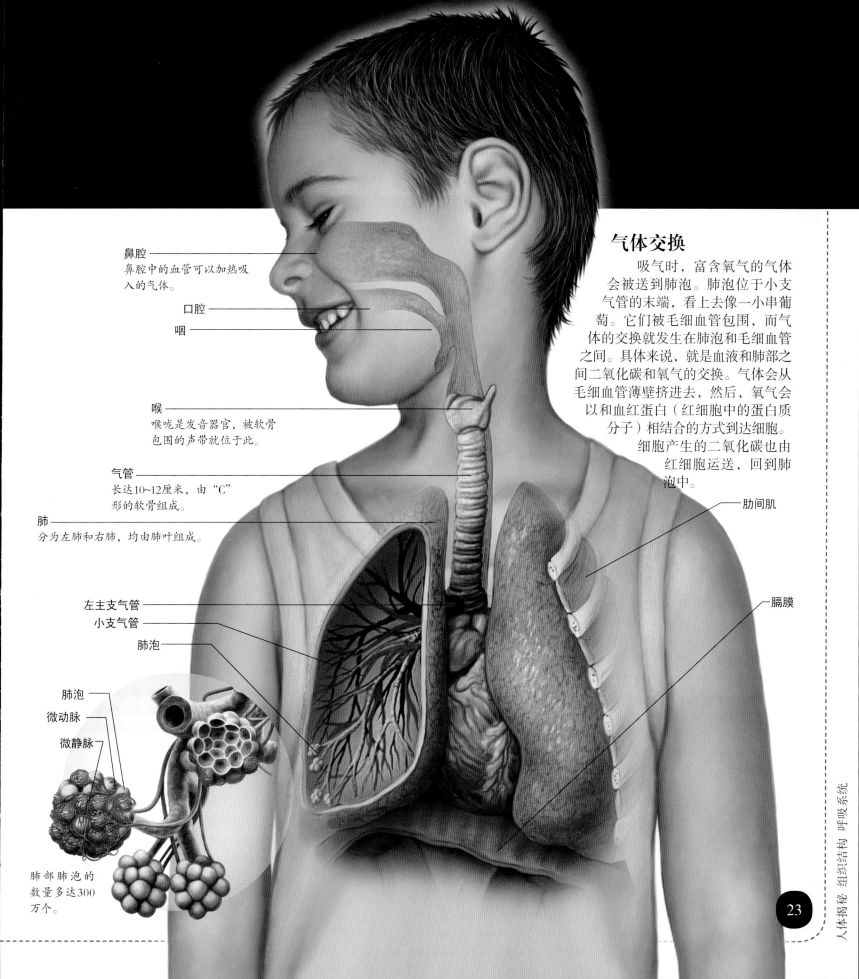

鼻腔
鼻腔中的血管可以加热吸入的气体。

口腔

咽

喉
喉咙是发音器官，被软骨包围的声带就位于此。

气管
长达10~12厘米，由"C"形的软骨组成。

肺
分为左肺和右肺，均由肺叶组成。

左主支气管

小支气管

肺泡

肺泡

微动脉

微静脉

肺部肺泡的数量多达300万个。

气体交换

　　吸气时，富含氧气的气体会被送到肺泡。肺泡位于小支气管的末端，看上去像一小串葡萄。它们被毛细血管包围，而气体的交换就发生在肺泡和毛细血管之间。具体来说，就是血液和肺部之间二氧化碳和氧气的交换。气体会从毛细血管薄壁挤进去，然后，氧气会以和血红蛋白（红细胞中的蛋白质分子）相结合的方式到达细胞。

　　细胞产生的二氧化碳也由红细胞运送，回到肺泡中。

肋间肌

膈膜

循环系统

心脏和血管

　　全身器官的协调运作离不开大脑的总指挥，但前提是所有的细胞要能获得充足的氧气和养料，并能将代谢后的废物排出。运输任务就落到了循环系统身上。循环系统由心脏和血管组成。不要小看了它们，全身血管的长度约为1.3亿米，流动在其中的血液约有5升。通过心脏的泵送，血液流遍全身，运输各种物质。血液从肺部出来后首先到达心房，然后在压力的作用下进入心室，最后进入血管。

　　心脏从纵向上被分成了左右两部分，这两部分又被细分为心房和心室。

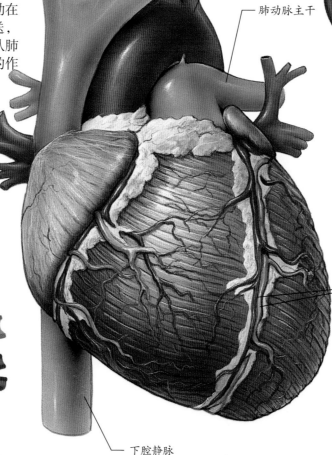

心脏自身的血管系统——冠状动脉为心肌层提供氧气和营养。

肺动脉　　　　肺

主动脉　　　　肺循环

静脉

右心房　　　　左心房

右心室　　　　左心室　　肺静脉

体系统

有机体

　　心脏被一分为二，不仅解决了血液循环的问题，也有效避免了体液和不同气体混合的问题。在循环系统中，血液从左心室出发，通过动脉，为身体内的细胞带去新鲜的氧气。之后腔静脉会将富含二氧化碳的血液运输到右心房。右心室是肺部循环系统的一员，会继续将血液送往肺部"充氧"。这样富含氧气的血液再次涌入左心房，继续循环，周而复始。

上腔静脉

主动脉

肺动脉主干

冠状动脉

下腔静脉

左心房

窦房结

右心房

房室结

右心室

浦肯野纤维

束支

室间隔

希氏束

左心室

节律调节者

　　心壁是由耐久的心肌组成，它每天要收缩10万多次，似乎不知疲倦。心脏自身的心肌纤维会聚在一起，发出收缩的电子信号，窦房结就是其总指挥。它发出的电子信号首先在心房中传递，随后进入心室。因此，心房的肌肉先收缩，在它们放松之后，心室的肌肉才开始收缩。

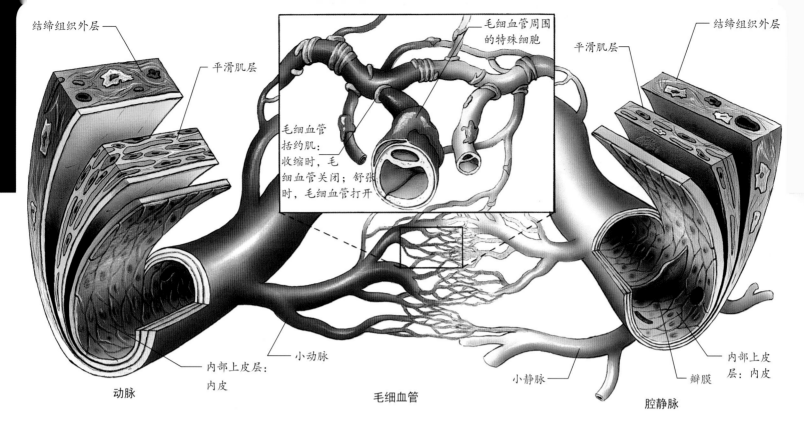

结缔组织外层

平滑肌层

毛细血管周围的特殊细胞

结缔组织外层

平滑肌层

毛细血管括约肌：收缩时，毛细血管关闭；舒张时，毛细血管打开

小动脉

内部上皮层：内皮

动脉

小静脉

毛细血管

内部上皮层：内皮

瓣膜

腔静脉

单行道

我们体内共有三类血管，它们在一起组成了四通八达的血管网络。动脉将血液从心脏运输到体内的各个器官；随着运输的深入，它们逐渐分化成更细小的血管，最小的叫毛细血管，血管壁仅由一层细胞组成——这样的构造有利于氧气和营养物质的进入以及废物和二氧化碳的排出。毛细血管网始于微动脉，止于微静脉。微静脉血管又会形成更大的腔静脉，将血液从器官各处送回心脏。

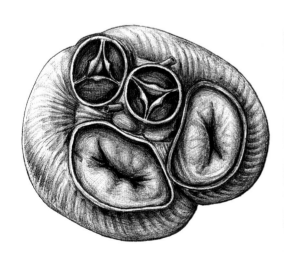

瓣膜位于心室和心房的边界以及心室和血管相会的地方。在血液流过的时候，瓣膜会打开让血液通过，随后关闭防止血液倒流。

有节奏的跳动

引起心肌收缩的电子信号十分强烈，我们只要在皮肤表面连上传感器就能接收到，由此形成的图像叫心电图。医生通过心电图就能看出心率（心脏每分钟收缩的次数）。因为心脏跳动的节律性，血液在动脉中也是以波浪的形式运动。这就是你为什么能感受到脉搏的原因。在安静状态下，脉搏每分钟跳动约72次。

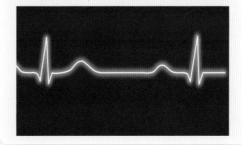

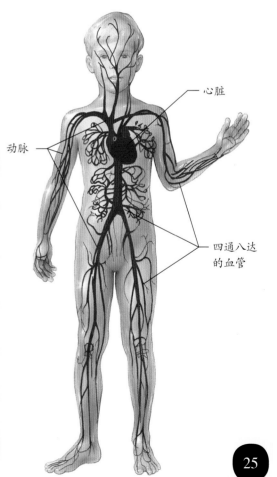

心脏

动脉

四通八达的血管

泌尿系统

远离有害物质

　　我们吃进身体的东西五花八门，有身体所需的营养物质，也有不能被细胞所利用甚至是对身体有害的东西。同时，细胞自身活动也会产生需要排出体外的有害物质。排出有害物质这项重要的使命就落到了肾脏身上。肾脏共一对，分别位于脊柱的两边。它们不仅可以将血液中的有毒或者无用物质排出体外，也是体内水盐平衡的调节器。如果我们饮水量不够或者体内含水量不足，它们会控制排尿，将水分和无机盐留在体内。在炎热的夏天，我们通常都会大汗淋漓，这时我们就没有什么尿意，因为大量水分已经通过汗液排出体外。我们在呼吸过程中也会排出水分。

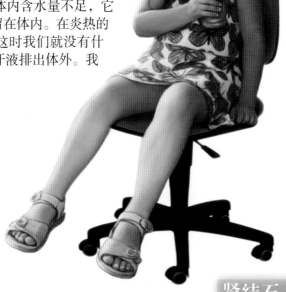

　　当我们感到口渴的时候，其实体内已经处于缺水状态了。所以平时不要等到口渴的时候才喝水，应该养成定时喝水的好习惯。通常情况下，推荐每日饮水量约为1.5~2升。如果外界环境（温度、食物的咸淡）有变，喝水量也应随之改变。

肾小体由肾小球和包裹在外的肾小囊组成。当血液流经肾小体时，血浆中的某些成分经球壁和囊壁内层析滤出来，形成原尿。故肾小体是滤尿的生理单位。

肾小球　　肾小囊

肾小管

尿液的产生

　　肾单位是组成肾脏的结构和功能的基本单位。每个肾脏中约含有100万个肾单位。肾单位由肾小体、肾小管和集合管组成。肾小体起过滤作用，它过滤掉水和溶解物质，然后将血浆中的蛋白质和血细胞留在体内。经肾小体过滤后的液体进入肾小管，在这里大部分水和其他物质（糖、氨基酸、离子等）会被再次吸收利用。包括药物在内的一些化学物质，比如青霉素也通过肾小管排泄。在肾小管内形成的尿液，通过集合管进入肾盂。

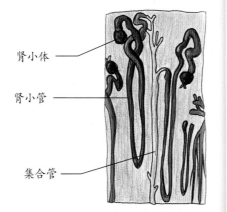

肾小体

肾小管

集合管

肾单位一部分位于髓质中，另外的部位则延伸至肾皮质中。

肾结石

　　有些物质会在尿液中沉淀成结晶，并最终聚合为"石头"。这些结石大多位于肾盂，但在尿路和膀胱中也能找到它们的身影。得了肾结石之后，你可能几个月甚至几年都毫无感觉，而且它们还有可能随着尿液被排出体外。不过如果肾结石阻碍了尿液的排放，那你就不能和肾结石和平共处了，因为此时它们会引起剧烈的疼痛，医学上称之为肾绞痛。通常情况下，我们可以通过手术取出肾结石，也可以用超声波粉碎它们，被打碎后形成的小颗粒会随着尿液排出体外。

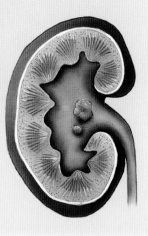

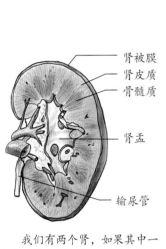

肾被膜
肾皮质
骨髓质

肾盂

输尿管

我们有两个肾，如果其中一个肾不能完成任务，另一个肾也能承担。这就是为什么健康人可以将他的肾脏移植到肾功能不正常的病人身上。

我们的肾脏每天排出1.5~2升尿液。健康人的尿液中不含有糖、蛋白质和微生物。如果含有蛋白质或微生物，那可能是体内炎症导致的，所以医生可以通过分析尿液检测的结果来诊断疾病。怀孕女性的尿液中含有一种特定激素，因此女性也可以通过检测尿液来判断自己是否怀孕。

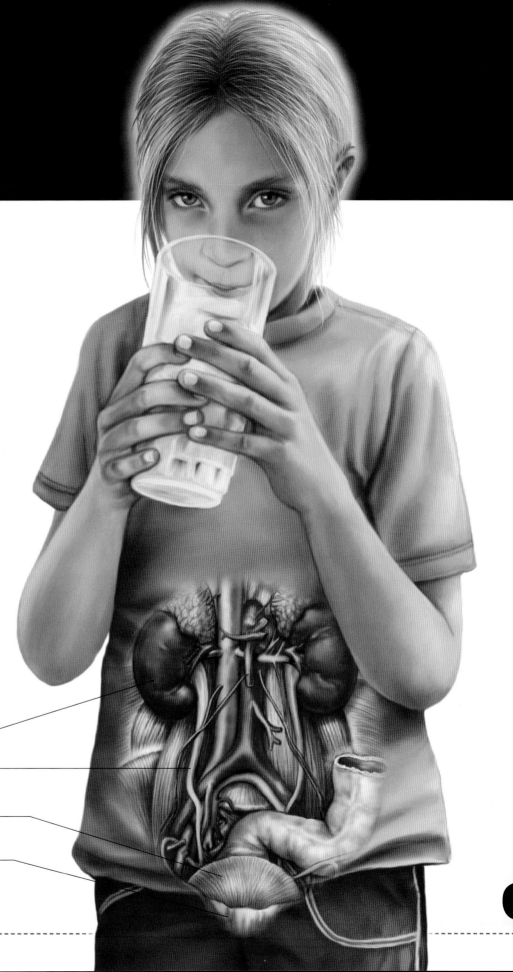

肾脏

输尿管

膀胱

尿道

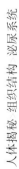

神经系统

身体的控制中心

我们的感觉器官（眼睛、耳朵等）不停地将周围的信息上报给脑。与此同时，脑也在接收体内传来的信息，比如体温、血液中的氧气含量等。面对海量的信息，脑从容不迫、有条不紊地展开工作——分析数据、排序分类、给各方下达指令。脊髓与脑构成了中驱神经系统，通过遍布全身的神经与身体各器官相连。脑和脊髓中大部分都是神经元，而神经则由神经纤维（含有很多轴突）构成。神经元通过轴突相互联系，形成了错综复杂的网络，信息则以电子信号的形式在其中传递。

信号神经元

- 树突
- 轴突
- 细胞质
- 突触间隙
- 化学物质
- 接收信号的神经元

化学突触

突触

神经元的突起是神经元胞体的延伸部分，根据形态结构和功能的不同，可分为树突和轴突。树突短而分散，呈放射状；轴突长却没有分支。树突膜和胞体膜可以感知电脉冲，轴突随后将电脉冲传导至另外一个神经元的树突或胞体。相邻的神经元细胞之间并不直接接触，信号的传递要依靠突触来完成。神经元的轴突释放出某种特定化学物质，帮助信号跨越突触间隙，到达树突。

来自脑和脊髓的大部分神经组成了庞大的信息传递网络。信息以电脉冲的形式在神经中枢和器官之间双向传递。神经的感觉传导路将感觉器官接受到的信号传递至神经中枢，神经中枢下达的指令则通过运动神经元传至器官和肌肉。

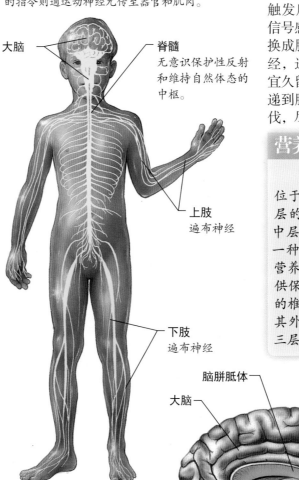

- 大脑
- 脊髓
  无意识保护性反射和维持自然体态的中枢。
- 上肢
  遍布神经
- 下肢
  遍布神经

脑干：控制体内平衡的中枢，调节呼吸、血液循环和消化。

- 脑胼胝体
- 大脑
- 中脑
- 脑桥
- 延脑
- 丘脑
- 小脑
  保持身体平衡，指挥身体做出精确的动作，比如写字。

信息流

感觉器官如果受到了某种强烈的刺激，其中的感受器随之启动，并将信息转换成脑可辨认的电子脉冲。比如说，汽车报警器被触发后会发出巨大的声响，此时耳朵里的信号感受器就会捕捉到声音信号，并将其转换成脉冲，以400千米/时的速度通过感觉神经，送往脑部；脑迅速做出判断——此地不宜久留，马上发出指令并通过运动神经元传递到肌肉。这样我们就会捂上耳朵，加快步伐，尽快远离此地。

营养和保护

脑也是身体的器官，重约1.4千克，位于颅腔内，外覆有三层颅骨膜。最内层的膜与脑直接相连，中层与外层膜之间则有一种特殊的液体，是脑营养的来源，也为脑提供保护。脊髓位于脊柱的椎管内且被脊椎保护，其外部也覆盖着类似的三层结缔组织膜。

脑的主要组成为：大脑、间脑、小脑和脑干。延脑和中脑是脑干的组成部分。通常情况下，脑各部分的工作相对独立，但大脑可以随时介入。

大脑皮层遍布沟壑，其结构相似，但是每个部分承担的功能不同。

运动中心
触觉中心
味觉中心
视觉中心
听觉中心
嗅觉中心
语言中心

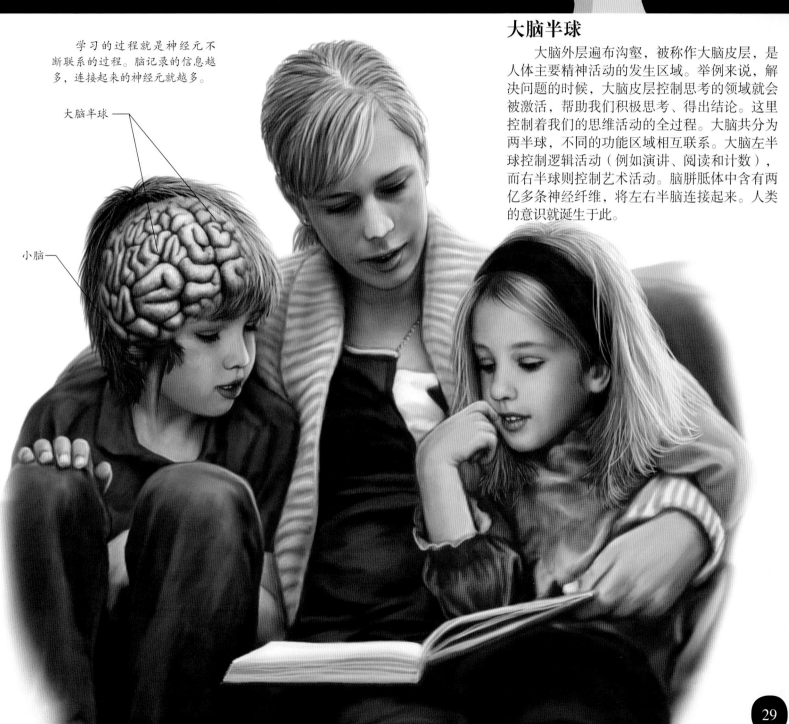

学习的过程就是神经元不断联系的过程。脑记录的信息越多，连接起来的神经元就越多。

大脑半球

小脑

大脑半球

　　大脑外层遍布沟壑，被称作大脑皮层，是人体主要精神活动的发生区域。举例来说，解决问题的时候，大脑皮层控制思考的领域就会被激活，帮助我们积极思考、得出结论。这里控制着我们的思维活动的全过程。大脑共分为两半球，不同的功能区域相互联系。大脑左半球控制逻辑活动（例如演讲、阅读和计数），而右半球则控制艺术活动。脑胼胝体中含有两亿多条神经纤维，将左右半脑连接起来。人类的意识就诞生于此。

内分泌系统

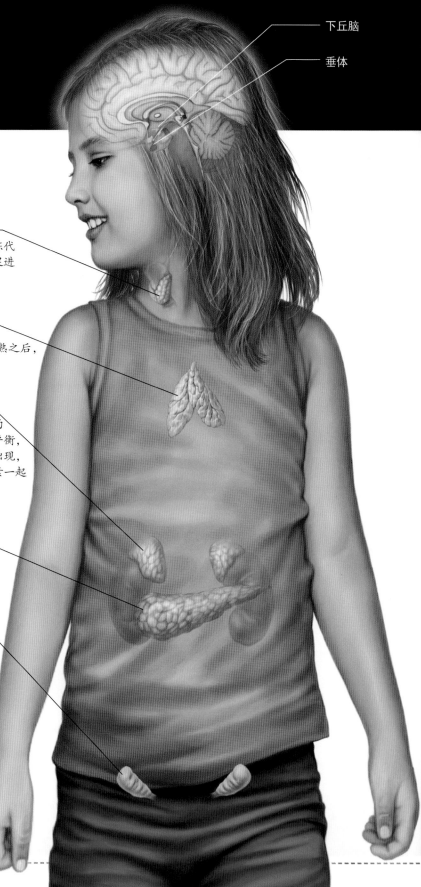

下丘脑

垂体

身体内的化学调节

　　各个器官之间之所以能协调运作，除了受到神经系统的调控，还有一种化学物质的作用也功不可没。这种化学物质叫激素，内分泌系统会产生这种物质，然后直接进入血液中。神经和激素的调节各有侧重。神经系统的调节非常及时，比如说，当你踩到了钉子，立马痛呼一声，这就是神经系统下达的指令；而激素调节的结果则要花上几分钟甚至是几年之久。

　　激素对人体生长、性成熟、消化以及盐水平衡的调节尤其重要。肾上腺激素还能帮助人们应对紧急状况。激素通过血液被运送到目标器官，也在血液中发挥自己的调控功能。

甲状腺

分泌的激素能促进新陈代谢，帮助人体生长，促进骨骼对钙元素的吸收。

胸腺

在青春期之前都在生长，分泌激素促进发育；性成熟之后，胸腺会慢慢退化。

肾上腺

由肾上腺皮质和肾上腺髓质组成。肾上腺皮质分泌的激素会影响身体内的水盐平衡，促进生长以及第二性征的出现，并与肾上腺髓质分泌的激素一起帮助我们应对紧急状况。

胰腺

分泌激素调节糖类代谢。

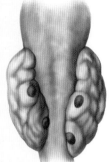

甲状旁腺

位于甲状腺附近的两对扁椭圆形小体，主要功能是影响体内钙的代谢。

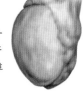

卵巢

位于女性骨盆内的一对腺体；分泌激素促进卵细胞的成熟，维持女性第二性征以及在孕期保驾护航。

睾丸

共有一对，位于男性阴囊内，产生精子并分泌雄性激素。

　　内分泌系统并非独立于神经系统，因为调控内分泌系统的下丘脑位于间脑内。同时垂体作为内分泌系统的调控中心，与下丘脑之间的联系也十分紧密。下丘脑分泌的化学物质会刺激垂体分泌激素，进而影响到其他腺体，如甲状腺和肾上腺的激素分泌。内分泌系统的作用过程十分复杂，但也十分有效，因为它可以用负反馈进行调控。也就是说，一旦某种激素分泌过多，含量上升，垂体就会收到反馈，减少该激素的合成。

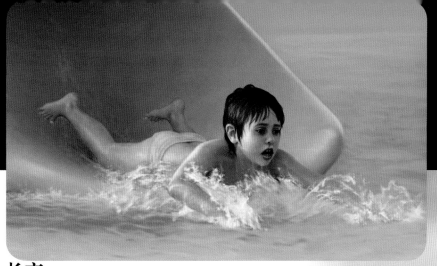

兴奋或者恐慌时，我们会心跳加速、血压升高、呼吸急促、面色变红、瞳孔放大。这是肾上腺素作用的结果，身体状态的改变可以帮助我们更好地面对危机。在这个过程中，肌肉和大脑也会收到更多的氧气和营养，工作效率大大提高。

长高

　　垂体分泌的生长激素可促进人体新陈代谢，会影响到全身的器官，调控人体生长。细胞和组织的更新换代、骨骼和肌肉的生长也都离不开生长激素的调控。肾上腺皮质分泌的激素也有类似功效。脊柱和腿骨的长度加在一起决定了我们的身高。通常情况下，20岁后骨骼就不再生长，所以我们在20多岁一般就不会再长高了。

糖尿病

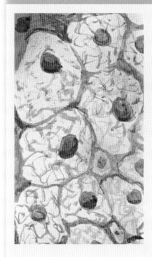

　　胰腺里的细胞团——胰岛产生的胰岛素能控制糖类代谢以及人体内血糖的含量。如果胰岛素分泌不足，血液内糖的含量就会上升。尽管如此，细胞仍然处于"挨饿"状态，因为它们无法利用血液内的糖。这时，糖尿病就产生了。糖尿病会引发一系列的并发症，比如眼睛内血管的疾病（有可能致盲）。不过好在可以通过注射的方式补充胰岛素，只要定时注射，注意饮食，血糖就能得到控制。

两性之间

　　青春期时，性激素活跃起来，促进了男女第二性征的出现。男孩的声音会变得低沉，肌肉也会更加发达（宽阔的肩膀和紧致的臀部），脸上长出胡子；女孩的臀部则会变宽（有利于生育），肩膀变窄，声音变尖，骨骼和肌肉也会变得更纤细、精致。

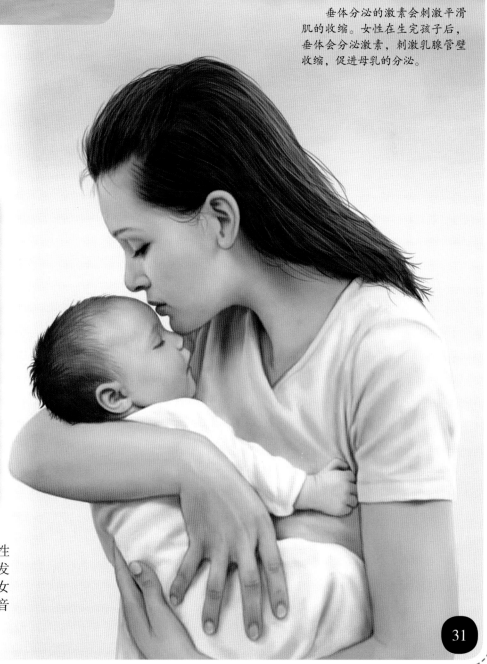

垂体分泌的激素会刺激平滑肌的收缩。女性在生完孩子后，垂体会分泌激素，刺激乳腺管壁收缩，促进母乳的分泌。

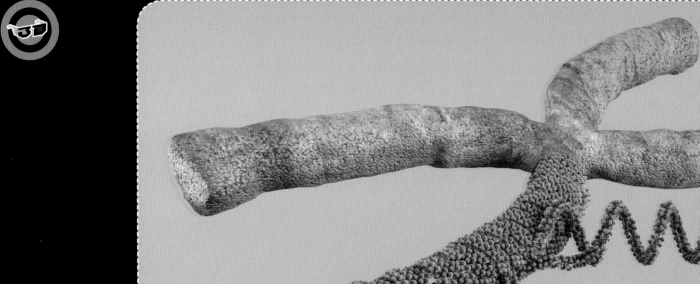

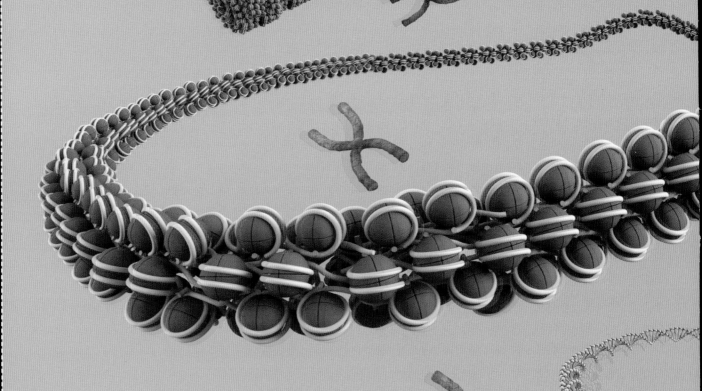

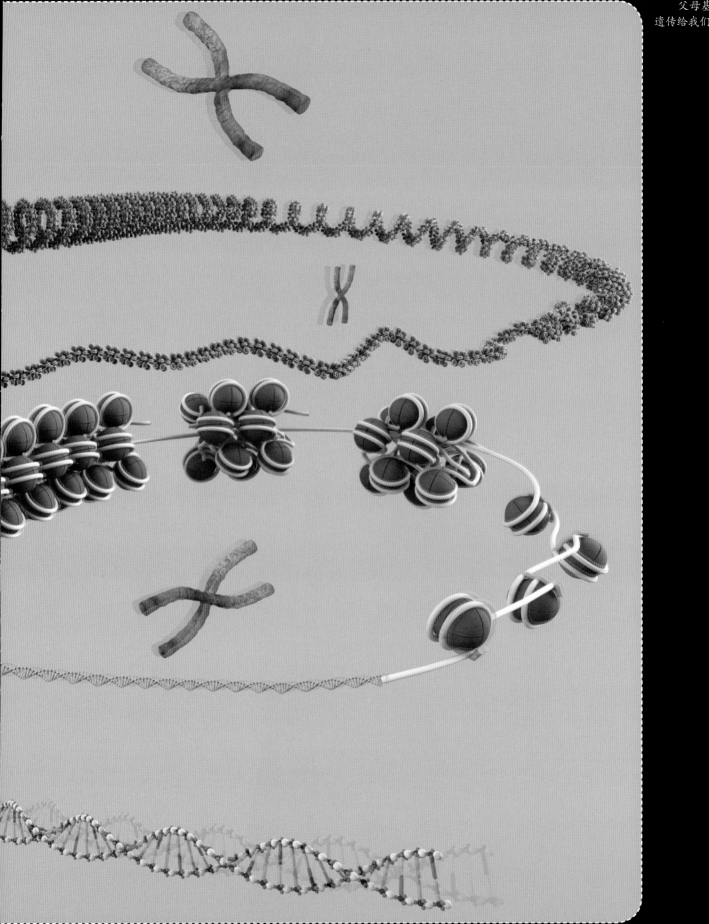

生命的奇迹

生命的起点

看着镜中的自己，我们或多或少能找到和父母类似的地方。为什么我们长得像自己的父母呢？这是因为我们体内控制外貌的基因都来自于我们的父母。父亲的精子和母亲的卵子结合在一起形成了受精卵，这是我们生命的起点。受精卵会以分裂的方式不断增殖，大约280天后，它就会成长为一个小宝宝，并迫不及待地从母亲的体内娩生。

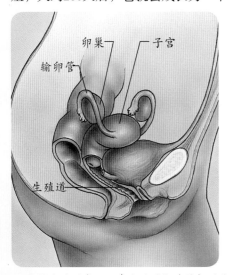

女性生殖器中，只有生殖道与外界相联系。

卵子

从出生开始，卵巢中就已经包含了40万个卵子。从青春期开始，每个月都会有一个卵子开始生长并成熟。这个月左卵巢的一颗卵子成熟，下个月就轮到了右卵巢的卵子，如此周而复始。成熟的卵子经过输卵管，进入子宫。不过在那里，它并没有遇到自己的白马王子——精子，未受精的卵子就会在月经时通过生殖道离开体内。

绒毛膜
细胞膜
核

卵子的细胞膜只允许一个精子进入。卵子在受精后，就会关闭细胞膜上的通道，阻止其他精子的进入。

精子

从青春期开始，男性的细精管中开始产生精子。这些精子在被定期清理之前，会暂时储存在附睾的管道中，由此进入精索，在那里与精囊和前列腺的分泌物混合，形成精液。

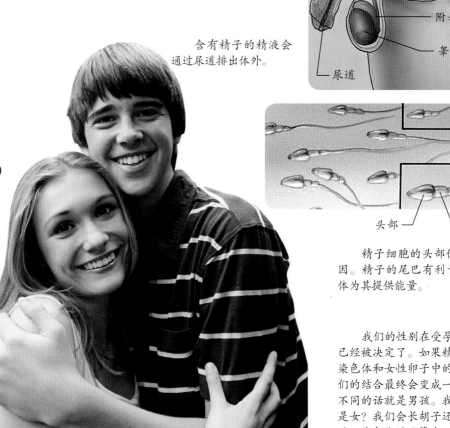

精索
精囊
前列腺
附睾
睾丸
尿道

含有精子的精液会通过尿道排出体外。

头部
中段
尾部

精子细胞的头部储存着父亲的基因。精子的尾巴有利于其游动，线粒体为其提供能量。

我们的性别在受孕那一刻就已经被决定了。如果精子中的性染色体和女性卵子中的一样，它们的结合最终会变成一个女孩；不同的话就是男孩。我们是男还是女？我们会长胡子还是会生孩子？染色体说了算哦。

通常情况下，人类一胎只会生一个孩子，但有时也会生双胞胎。受精卵一分为二，就会形成同卵双生的双胞胎，两者性别相同，长得也一模一样。如果是两个受精卵同时受孕，那生出来的双胞胎是异卵双生，两者的性别和长相都可能不同。

胚胎发育

受孕时，精子和卵子在输卵管中结合形成受精卵。受精卵随后开始分裂，并向子宫移动。当受精卵增殖成12个细胞时，它就会在子宫内壁着床并进一步发育成桑椹胚，接下来会发育成囊胎。第3周时，受精卵的发育开始变快，器官的雏形（包括静脉和神经系统的细胞）出现。等到第8周结束时，受精卵发育成胚胎。此时，所有的器官都已经形成，人脸的特征也开始出现。胚胎继续发育，到第40周时，胎儿会把脸转向产道，准备出生。

胚胎漂浮在母亲子宫的羊水中，并受到外层胎膜的保护。胎儿出生时，胎膜破裂，羊水也会流走。子宫肌肉收缩，帮助婴儿从产道中产出。当新生的婴儿发出第一声响亮的啼哭时，孩子肺部的肺泡就会充满空气，血液循环系统启动。婴儿出生后，脐带会被剪断，胎盘也随之剥落。

第3周时，胚胎就和亚麻籽差不多大。

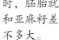

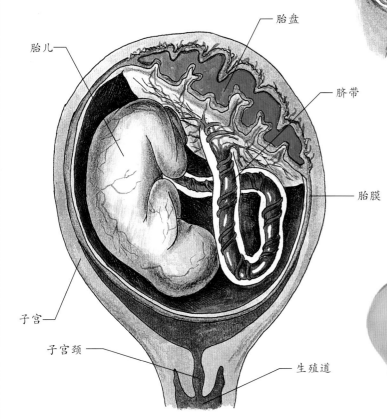

胎盘

脐带

胎膜

胎儿

子宫

子宫颈

生殖道

母亲体内的营养物质和氧气经由血管运送到胎盘，胎儿会通过与胎盘相连的脐带获取并使用这些营养物质。与此同时，胎儿产生的废物也会按照相同的路径送给母亲。也就是说，母亲和胎儿的血液并不会混在一起。

生命的周期

我们的一生

出生后，我们的器官和组织仍然在不断生长：软骨骨化，肌肉变得更强壮。神经系统，尤其是控制运动的神经系统也在不断发育。在2岁以前，我们会逐渐学会走路和说话。童年和青春期，我们还在成长。通过和周围的人相处（交朋友、互相学习），我们的心智不断发展，为步入成年打下了基础。青春期，在性激素的作用下，我们逐渐发展出男（女）性特征，并走向成熟。20多岁是我们体力和脑力的巅峰时期。30岁之后，我们的人体可能就开始走下坡路了，我们的眼角有了皱纹，头发也在不断变白。60岁后，我们的器官不堪重负，肌肉开始衰退，记忆力也大不如从前。

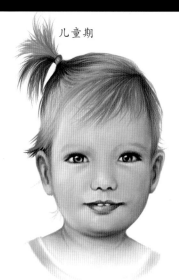
儿童期

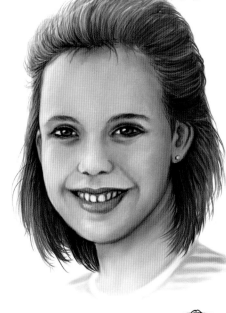
青春期

头骨硬化

人在出生时，要想把脑袋从并不太宽敞的产道中挤出来并非易事，毕竟和其他部位比起来，脑袋算是庞然大物了。所以，人在刚出生时，颅骨是能够活动的。颅骨之间存在着柔软的薄膜，叫作囟门。正是因为囟门的存在，颅骨才可以活动。大脑的容量在2岁之前都在不断增长，囟门也为其增长提供了空间。之后，囟门就会变硬。3岁时，颅骨就会像拉链一样被紧紧地连上。

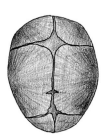 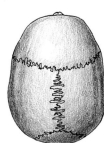

新生儿的颅骨　　　　成人的颅骨

再生牙齿

六七岁的时候，我们的乳牙会一颗一颗地脱落，新的牙齿会从牙床中慢慢长出来，并伴随我们一生。到12~13岁时，我们会长出28颗牙齿。还有4颗牙齿——智齿，要等到18~22岁的时候才会长出来。

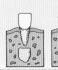 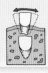

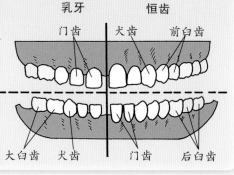

乳牙　　　恒齿

门齿　　犬齿　　前白齿

大白齿　　犬齿　　门齿　　后白齿

青春期时，我们渴望独立，但却未脱稚气。所以我们的行为也会受到影响。

老年

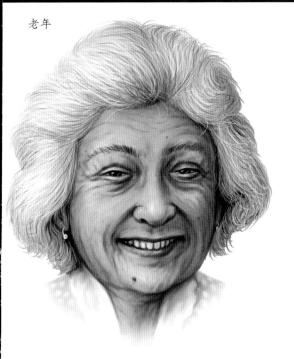

童年的特征

我们的体力和心智随着年龄的增长不断发展。3个月大的时候，我们还只能趴在地上勉强抬起自己的脑袋；1岁时，我们通常开始学会走路，大脑的重量也接近成人。然后我们还会学会跑、跳以及接球。六七岁时，我们的大脑已经很成熟了，学会了集中注意力。这时的我们就可以做一些更复杂精密的动作，比如写字、画细节丰富的图画。

皱纹是岁月在我们脸上留下的印记。随着年龄的增长，皮肤中的胶原蛋白不断流失，我们脸上的皱纹也会越来越多。与此同时，毛发中的色素被空气填充，我们的头发也就逐渐花白。

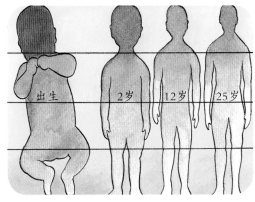

出生时，头部占了全身长度的四分之一，和躯干相比，我们的四肢看上去十分短小。随着年龄的增长，身体各部分的比例也会慢慢向成人的身体比例靠拢。

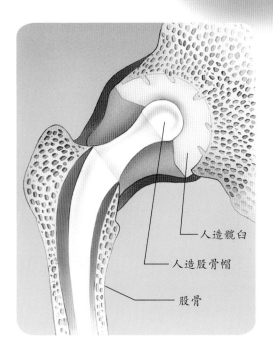

人造髋臼
人造股骨帽
股骨

老年的变化

老年时我们会变矮，这是椎间盘常年被磨损的结果。在骨质退化的过程中，骨质疏松症也缠上了我们。骨头的构建离不开骨头内巨噬细胞和造骨细胞的动态平衡，但到了老年的时候，这个平衡被打破，巨噬细胞占了上风，引起了骨质疏松。不过如果我们合理饮食，注重适量的钙和维生素D的摄入，辅以锻炼，就能避免骨质疏松的发生。锻炼还可以延缓肌肉的衰退。

关节（包括髋关节和其组成部分）承载了身体的重量，它们也会随着时间的推移而僵化衰退，引起疼痛。我们可以在体内植入人工髋关节来解决髋关节退化的问题：将人造髋臼植入髋骨中，并将金属帽固定在股骨上。

运动

横纹肌

不论说话还是跑步，所有的随意性运动都是在横纹肌的作用下实现的。横纹肌细胞相互联系，并融入到肌肉纤维中，因此横纹肌里的肌肉纤维看上去像是一个巨大的多核细胞。肌肉纤维本身是由细细的肌原纤维组成。肌肉收缩时，肌原纤维中的两个蛋白质分子——肌动蛋白和肌球蛋白就会结合在一起；肌肉舒张时，它们又会分离。在光学显微镜下，可以看到它们的纵向剖面呈横纹状，因此这类肌肉就被称为横纹肌。

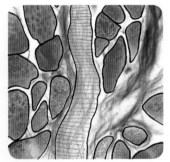

光学显微镜下的横纹肌组织。

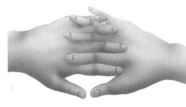

肌动蛋白和肌球蛋白就好像手指一样可分可合。

氧气债

肌肉需要氧气和糖类才能工作。在氧气的作用下糖类发生分解，为肌肉提供能量。糖和氧气会通过血管中的血液运输到肌肉中去。剧烈运动，比如拔河或者跑步时，肌肉的耗氧量会上升。这时我们就会大口喘气。不过即使如此，氧气还是供不应求，这时体内就会发生无氧呼吸，产生乳酸。然而，氧气的债仍没还完，所以即使循环和呼吸系统随后补上了氧气供应，我们还是会在一段时间内感到上气不接下气。除此之外，我们的体温也会上升，肌肉活动产生的热量也会以出汗的方式体现出来。

肌肉的结构

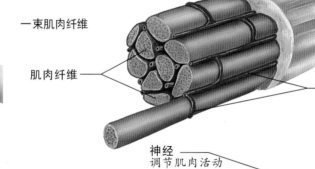

一块肌肉

肌束膜
保护肌纤维

一束肌肉纤维

肌肉纤维

肌纤维中的血管
为肌肉提供氧气和养料

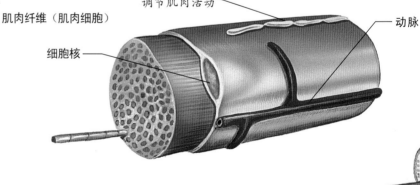

神经
调节肌肉活动

动脉

细胞核

肌肉纤维（肌肉细胞）

肌原纤维

肌动蛋白

能结合的分子

肌球蛋白

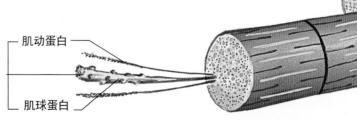

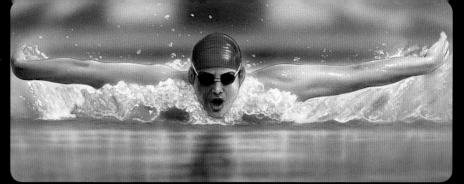

经常进行体育锻炼的人，肺部会逐步适应压力，肺活量也会增大。

处于生长发育期的青少年，骨头会快速生长，但肌肉的生长速率往往赶不上。发育速度落后的背部肌肉无法保持脊柱的直立状态，脊柱就会侧凸。所以体育锻炼，尤其是针对背部和躯干肌肉的锻炼尤为重要。矫正体操和游泳都对治疗脊柱侧凸有帮助。

疲劳热和肌肉抽筋

肌肉决定了身体的体形，它可以通过锻炼得到强化，越练越强，但这是否意味着我们要不断进行高强度的训练呢？当然不是，在锻炼中，骨骼肌不断伸缩，承担着巨大的压力，因此极容易疲劳。肌肉工作的负荷越多，糖的分解量就越大，所需的氧气也越多。当供氧量跟不上时，糖类就会发生无氧反应，形成乳酸，并不断堆积。有时，乳酸的消耗甚至需要花上数日之久，引起疼痛，就叫疲劳热。运动过度还有可能导致抽筋，引发疼痛。肌肉抽筋的原因在于其得不到足够的养料（氧气、糖、离子），肌动蛋白和肌球蛋白无法分离，肌肉也就得不到放松，引发自然收缩，也就是抽筋。休息或按摩都能缓解肌肉抽筋。

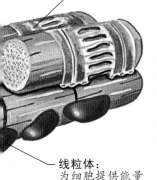

肌肉细胞中的膜系统

线粒体：
为细胞提供能量

不同类型的运动会锻炼不同区域的肌肉。举例来说，滑冰会锻炼腿部和躯干肌肉。运动不仅能提高体能，也能提升心智能力，比如专注力、认知力以及处理问题的能力。

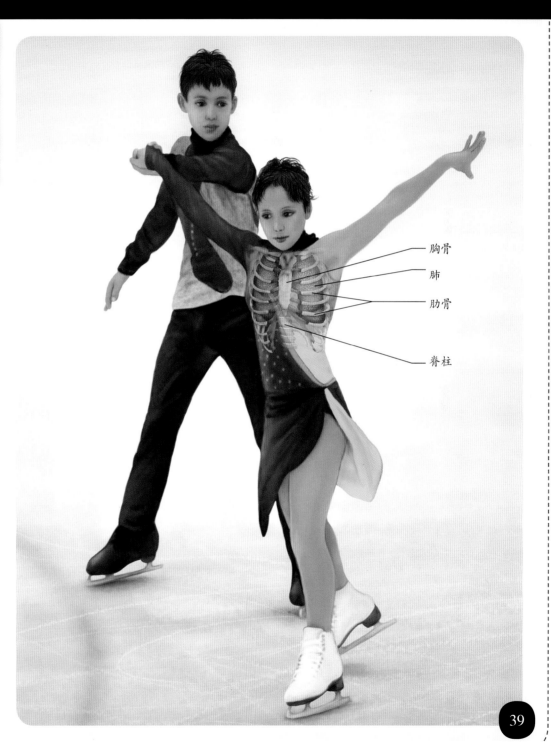

胸骨

肺

肋骨

脊柱

营养

协调运作

    肚子饿了，看到食物就开始咽口水，等到真正咬上一口，那口水可谓"飞流直下三千尺"。这个过程包含了条件反射和非条件反射，是各个器官（包括肠道、唾液腺、胃腺）在大脑摄食中枢和饱中枢调节下协调作用的结果。看到喜爱食物的名字（比如瓜）就想到了它的样子，这是一种条件反射，而口腔中分泌的口水就是一种无条件反射。食物在穿过肠道时，不同的器官会分泌激素，提醒下个器官为食物的到来做准备。比如，胃腺产生的激素进入到血液中就会刺激肝胆分泌胆汁、胰腺分泌胰液。这样当没完全消化的食物进入十二指肠时，这些消化液就做好了对食物进行下一轮分解的准备。消化是肠道内不同部位在大脑相关控制区域调节下，协同工作的结果。

肝胆分泌的胆汁有助于消化脂肪，胰腺分泌的胰液则会分解蛋白质。这些腺体的管道都通向十二指肠。

肝脏

胆囊

胃

十二指肠

胰腺

（结肠）大肠

小肠

时间表

    咀嚼后的食物从口腔出发，通过食管进入胃，只需要10秒左右的时间。接下来根据食物类型和数量的不同，它们会在胃里停留1~3小时。粗粒物质停留时间较久，而水只会待10~20分钟。在这期间，一些药物、水分、盐类和酒精会被直接吸收至血液，剩余的物质继续前行，进入到小肠中，在那里停留约5小时，其中的营养物质被吸收。此时，食物只剩下一些难消化的植物纤维，它们会继续进入到大肠中，成为大肠中微生物的营养来源。微生物会产生维生素K和维生素B，随着食物残渣中的水和离子吸收至血液中。在进食后25~44小时后，食物就会变成粪便被排出体外。

营养去哪儿？

    糖类和氨基酸（组成蛋白质的原料）会被小肠绒毛吸收至血液，脂类则会进入淋巴管。糖类会储存在肝脏，需要的时候会被血液运输到相应器官。骨骼肌是糖类的另外一个大存储仓。氨基酸位于血液和细胞间组织液中，供细胞形成蛋白质。脂类经由淋巴管进入到血液循环中，多余的以脂肪的形式储存起来。

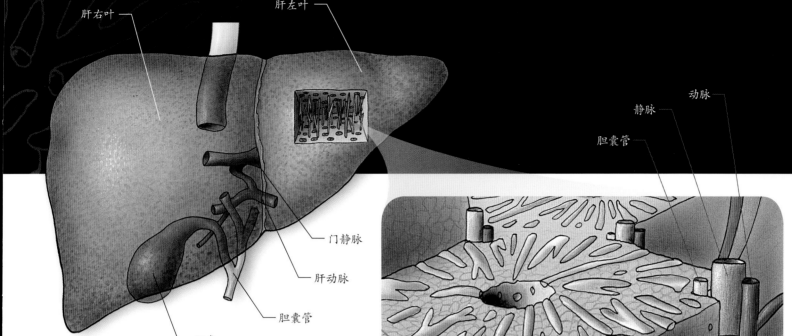

肝右叶　肝左叶

静脉　动脉

胆囊管

门静脉

肝动脉

胆囊管

胆囊

肝脏的左右叶由成千上万个肝小叶组成。进入到其中的血管被划分成越来越少的分支，被称作肝血窦。它们围绕在肝细胞的周围，呈放射状。肝细胞能储存糖类并产生胆汁。

胆结石

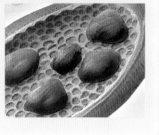

肝脏不停地分泌胆汁，并将其暂时储存在胆囊中。胆汁变浓稠后会产生胆结石。胆结石一旦堵塞了胆囊的出口，胆汁就无法到达小肠，导致脂肪吸收出现障碍。

肝血窦　肝细胞

肝脏

肝脏分为两叶，是人体内最大的腺体，重达1.5千克。肝动脉和门静脉血管流经肝脏。胃、脾、胰、小肠和大肠的毛细血管最终都会汇集至门静脉，所以血液也会从肠道进入肝脏。除了储存糖类，肝脏还是转化脂肪、构建蛋白质以及消除有害物质的场所。肝脏有解毒作用，其分离出的有害分子会从肾脏排出体外。

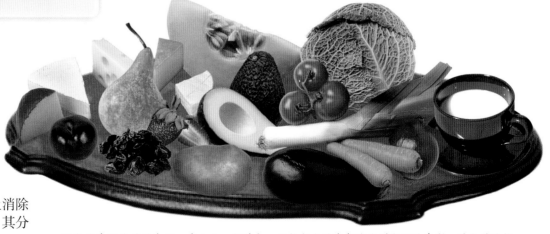

糖类是身体能量的来源，在土豆、胡萝卜、谷物或水果中都能找到它们的身影。蛋白质是构建细胞的原料，组成蛋白质的氨基酸可在肉类、奶制品以及豆类（扁豆、豌豆等）中找到。我们自身无法产生所有氨基酸，所以要从食物中获取。

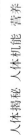

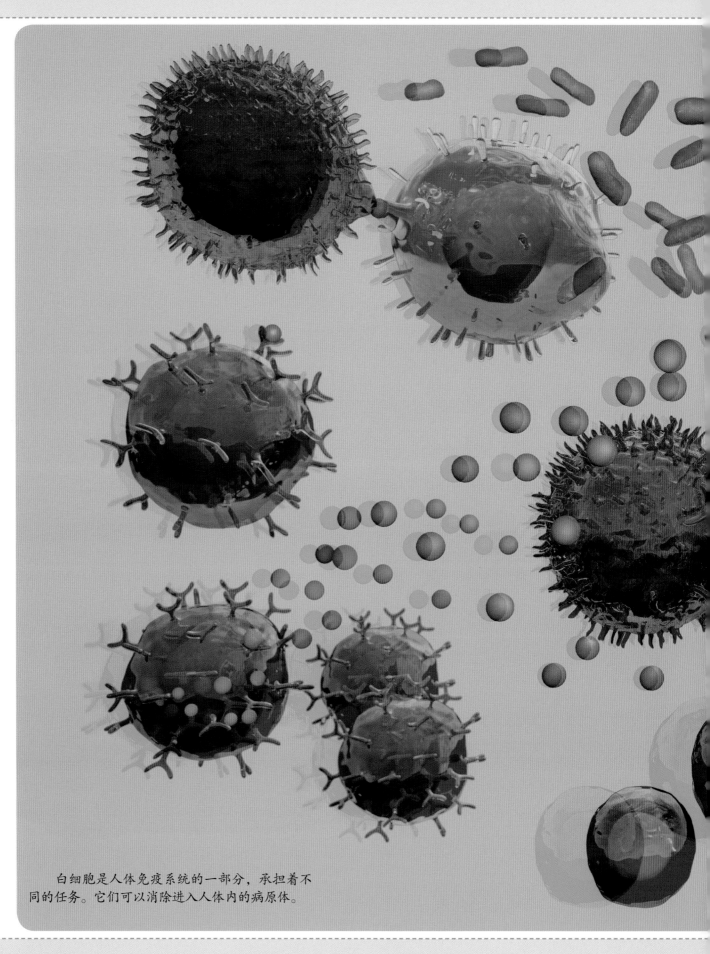

人体机能

白细胞是人体免疫系统的一部分，承担着不同的任务。它们可以消除进入人体内的病原体。

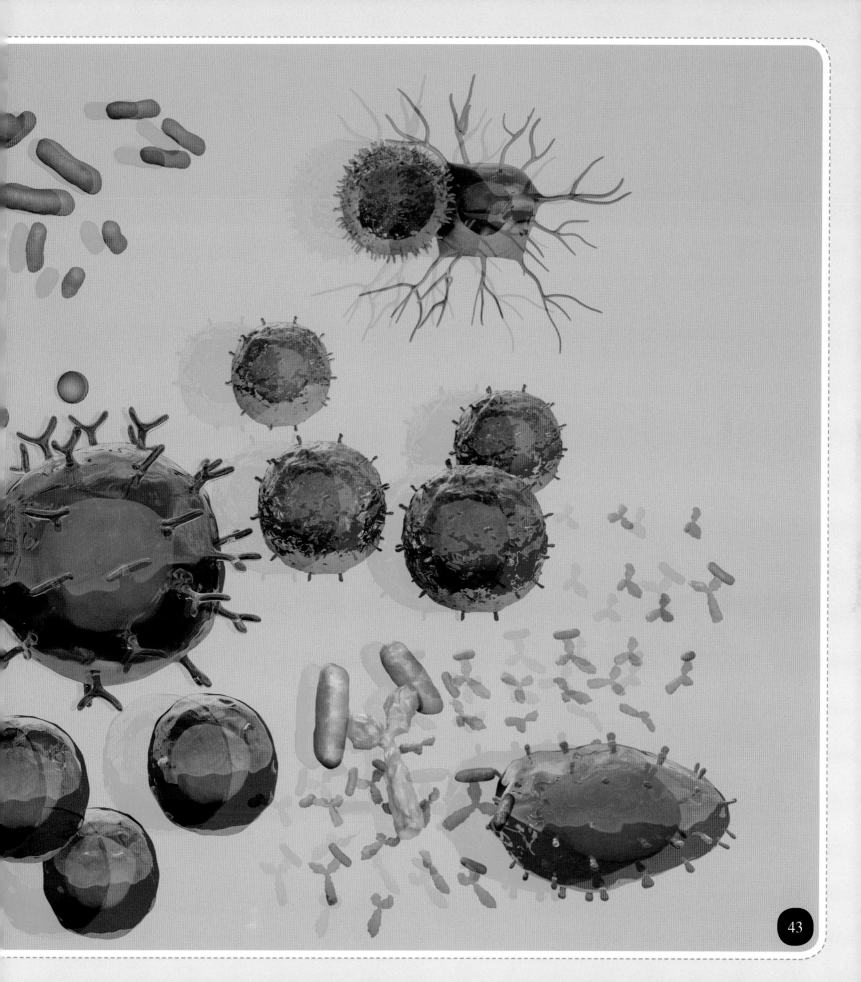

战胜疾病

看不见的敌人

可引发疾病的病原体，比如病毒和微生物，尽管肉眼看不见，它们却无处不在。吃饭、喝水和呼吸都有可能将它们带入体内，它们也有可能附在我们的皮肤上，但无法穿透皮肤进入人体。所以，皮肤在没有受伤的情况下，是我们身体的第一道防线，能将病原体拒于门外。进入人体的病原体有很多会被口腔的唾液或者胃里的盐酸消灭，也有很多被呼吸道里的纤毛过滤。尽管人体守卫森严，还是会有一些病原体通过层层关卡，进入血液中，在体内传播。此时，血液内的白细胞就会出动，抵御病原体的入侵。白细胞能分辨出闯入体内的入侵者，发现之后就会将它们消灭。在如此强大防御机构的保护下，我们才很少生病。

扁桃体

红骨髓

胸腺

脾脏

乳糜管

阑尾

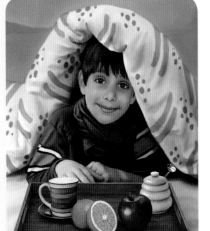

维生素C可提高白细胞的数量，提高免疫系统的效率。所以生病的时候，记得多吃富含维生素C的水果和蔬菜。

传染很危险！

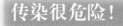

流行性感冒（流感）是最常见的疾病之一。它由病毒引起，通过飞沫传播。得了流感的人打个喷嚏，其喷出的飞沫当中含有无数的流感病毒。他人通过嘴或者鼻子吸入这些病毒后，病毒通过气管进入肺部，然后，穿过肺泡壁进入血液中，随血液流遍全身器官并开始增殖。

打喷嚏时，气体携带呼吸道绒毛滤出的病毒以160千米/秒的速度冲出体外。

除了血管外，人体中还有淋巴管。淋巴管会从组织里收集体液和淋巴液，并将它们运送到血管（静脉）中。淋巴管连接了淋巴器官、红骨髓、胸腺、淋巴结，它们会产生并储存白细胞，因而，淋巴循环是免疫系统中重要的一环。

淋巴管穿过淋巴结。淋巴结里聚集着大量的白细胞，可以将淋巴液中的病原体消灭。

淋巴结

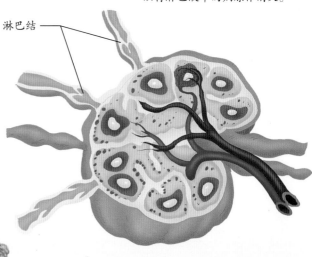

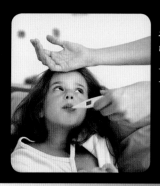

生病的一些症状，比如发热，表明我们的免疫系统正和疾病作顽强斗争。

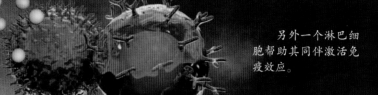

淋巴细胞识别出病原体并与之结合。

强大的保护

　　两种白细胞——吞噬细胞和淋巴细胞通力合作，清除入侵人体的有害物。吞噬细胞是人体的巡逻兵，它们看上去很像变形虫，有伪足，可以自由穿梭在毛细血管和毛细淋巴管中。如果吞噬细胞发现了入侵者，就会将它们一口吞掉。淋巴细胞则可以识别和消除某些特定的病原体。有些淋巴细胞会攻击腮腺炎病毒，有些则对抗风疹病毒。发现病原体后，淋巴细胞会释放出信号，帮助吞噬细胞辨认并吸收病原体。

另外一个淋巴细胞帮助其同伴激活免疫效应。

淋巴细胞分裂形成了两种细胞：浆细胞和记忆细胞。

浆细胞　　　　　记忆细胞

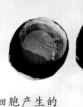

浆细胞产生的物质与病原体结合并发出信号。

应对攻击

　　生病时，体内淋巴细胞的数量会增加，因为它们会分裂产生两种细胞：浆细胞和记忆细胞。浆细胞清除病原体，记忆细胞则会记下病原体的样子。如果它们再次入侵，淋巴细胞会迅速出动，把它们消灭在萌芽中。所以有些疾病，比如水痘，我们一生只会得一次。

人工保护

　　注射疫苗会引起体内的免疫反应。疫苗其实就是被削弱后的病原体，被注入体内后，它们会引起轻微的反应（有时甚至无反应）。在这个模拟外敌入侵的演习过程中，记忆细胞形成，并会在今后敌人真正入侵时大显身手。

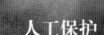

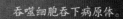

吞噬细胞吞下病原体。

45

视觉

眼中之光

我们接收的外界信息，约有三分之二是通过眼睛传达至大脑，因此眼睛是我们主要的感觉器官。有了眼睛，我们就能看到光线和阴影，也能辨别出不同的颜色，认出不同的人脸。眼睛是如何看到东西的呢？当我们看到某事物（比如自己的小伙伴）时，光线会通过瞳孔进入眼睛，在通过角膜、晶状体和玻璃体时不断被折射，最后被投影到视网膜的黄斑区，在这里形成了缩小且倒置的图像，并对感光细胞（视锥细胞和视杆细胞）形成刺激。这种刺激被转换成兴奋信号，由视神经运往大脑的视觉中心，在这里被解读后，我们就能看到东西了。

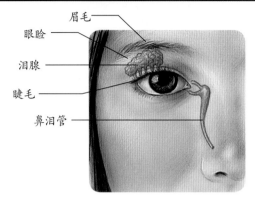

眉毛
眼睑
泪腺
睫毛
鼻泪管

眼睛受到了多层保护。眉毛可以防止额头的汗水落入眼中。眨眼时，上眼睑就会盖住眼睛，保持角膜湿润。睫毛则可以为眼睛挡住灰尘。

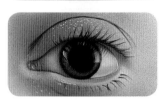

正常光线下

暗处

和照相机的镜头相似，瞳孔也会调节进入眼睛中的光线量。光线强时，瞳孔会收缩；光线弱时，瞳孔就会放大。

聚焦

眼睛里有光线的折射镜——角膜、晶状体以及玻璃体，只有在它们通体透明、表面光滑且位置合适的情况下，进入眼睛的光线才能被准确地投影在黄斑上。睫状肌会调节晶状体的曲度，泪腺会分泌眼泪，冲刷角膜上的异物。除此之外，眼泪还能杀菌，保持角膜的湿润。如果泪腺分泌了过多的泪水，超过了泪管的容积，眼泪就会溢出来，比如我们哭的时候。

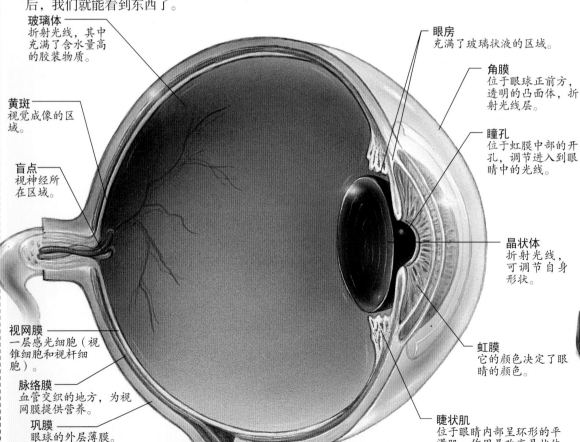

玻璃体
折射光线，其中充满了含水量高的胶装物质。

黄斑
视觉成像的区域。

盲点
视神经所在区域。

视网膜
一层感光细胞（视锥细胞和视杆细胞）。

脉络膜
血管交织的地方，为视网膜提供营养。

巩膜
眼球的外层薄膜。

眼房
充满了玻璃状液的区域。

角膜
位于眼球正前方，透明的凸面体，折射光线层。

瞳孔
位于虹膜中部的开孔，调节进入到眼睛中的光线。

晶状体
折射光线，可调节自身形状。

虹膜
它的颜色决定了眼睛的颜色。

睫状肌
位于眼睛内部呈环形的平滑肌，作用是改变晶状体的形状。

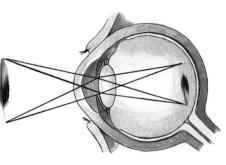

光线在视网膜上形成了缩小且倒置的图像。

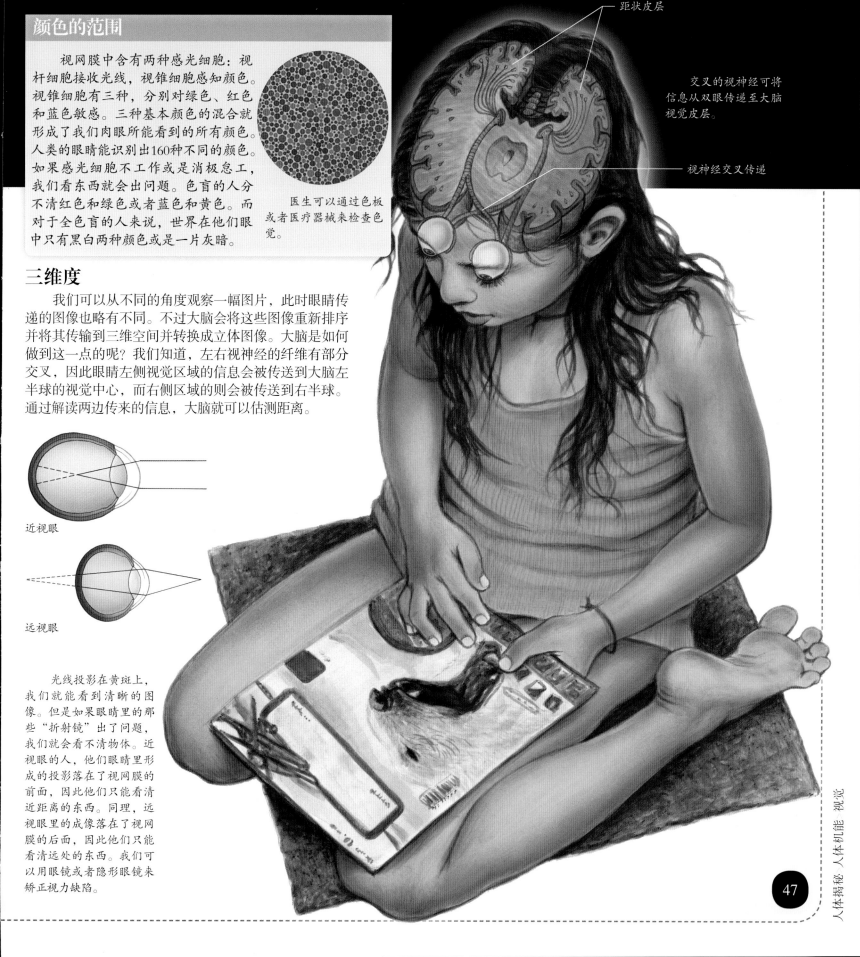

颜色的范围

视网膜中含有两种感光细胞：视杆细胞接收光线，视锥细胞感知颜色。视锥细胞有三种，分别对绿色、红色和蓝色敏感。三种基本颜色的混合就形成了我们肉眼所能看到的所有颜色。人类的眼睛能识别出160种不同的颜色。如果感光细胞不工作或是消极怠工，我们看东西就会出问题。色盲的人分不清红色和绿色或者蓝色和黄色。而对于全色盲的人来说，世界在他们眼中只有黑白两种颜色或是一片灰暗。

医生可以通过色板或者医疗器械来检查色觉。

交叉的视神经可将信息从双眼传递至大脑视觉皮层。

视神经交叉传递

三维度

我们可以从不同的角度观察一幅图片，此时眼睛传递的图像也略有不同。不过大脑会将这些图像重新排序并将其传输到三维空间并转换成立体图像。大脑是如何做到这一点的呢？我们知道，左右视神经的纤维有部分交叉，因此眼睛左侧视觉区域的信息会被传送到大脑左半球的视觉中心，而右侧区域的则会被传送到右半球。通过解读两边传来的信息，大脑就可以估测距离。

近视眼

远视眼

光线投影在黄斑上，我们就能看到清晰的图像。但是如果眼睛里的那些"折射镜"出了问题，我们就会看不清物体。近视眼的人，他们眼睛里形成的投影落在了视网膜的前面，因此他们只能看清近距离的东西。同理，远视眼里的成像落在了视网膜的后面，因此他们只能看清远处的东西。我们可以用眼镜或者隐形眼镜来矫正视力缺陷。

47

听觉和平衡

沟通方式

　　大家应该都有这种体会，早上醒来的时候，尽管眼睛还没睁开，耳朵却已经听到了声音。我们能听到母亲在厨房做饭的声音，也能听到兄弟姐妹在卫生间刷牙的声音，更能听到呼唤我们起床的闹铃。耳朵可以接收声音信号，将其传送至听觉中枢进行处理。我们的声带还能发声，一两岁的时候，我们就学会了说话，从此声音就成为我们和别人交流的工具。

前庭蜗神经（位听神经）
将神经末梢产生的刺激运送至脑部。

外耳
由富有弹性的软骨组成，收集空气里传播的声波。

内耳
由骨迷路和膜迷路组成。骨迷路中的耳蜗有听觉接收器，骨迷路还可以帮助身体感知位置。

耳道
声波通向耳膜的通道。

中耳
外部与耳膜相邻，内部鼓室中含有听小骨。

咽鼓管
连接中耳和咽部的通道。咽部会在我们打哈欠或者快速吞咽时打开，此时空气就会流入中耳。不要小看了这个过程，高度突然改变（例如坐高速电梯）时，会引起中耳和内耳之间的压力差，导致耳鸣。而咽鼓管则可以平衡压力差，缓解我们的不适。

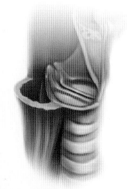

说话时，声带拉伸，气体从不同的小孔（声门）中涌出，振动声带，发出声音。

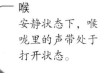

喉
安静状态下，喉咙里的声带处于打开状态。

大部分有听力障碍的人，是因为听小骨的移动能力受损或鼓膜受到了损伤。这时，我们只要使用助听器放大声音就可以解决此类问题。但如果是耳蜗中的听力接收器出了问题，就只能通过植入人造耳蜗的方法来解决。人造耳蜗在植入病人耳朵后，会收集声波，并将其转化成电子信号，刺激内耳的听觉神经。在没有医疗设备辅助的情况下，听力或者声带受损的病人还可以通过手势或唇语与他人进行交流。

不同的国家有不同的语言，所以也会有不同的手语。

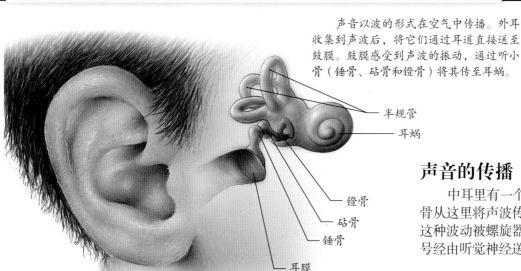

声音以波的形式在空气中传播。外耳收集到声波后，将它们通过耳道直接送至鼓膜。鼓膜感受到声波的振动，通过听小骨（锤骨、砧骨和镫骨）将其传至耳蜗。

半规管
耳蜗
镫骨
砧骨
锤骨
耳膜

声音的传播

中耳里有一个椭圆形的开口直接与镫骨的底部相连，听小骨从这里将声波传送到耳蜗的外淋巴液，引起淋巴液的波动。这种波动被螺旋器里的神经末梢捕捉到后，将其转换成电子信号经由听觉神经送往脑部的听力中枢，就形成了听觉。

平衡

内耳迷路前庭器官的主要功能就是感知身体的位置，它由椭圆囊、球囊和三个半规管组成。我们移动的时候，迷路中的液体也会改变，影响到其中的神经末梢。眼睛可以感知垂直和水平方向；脚底的压力传感器帮助我们保持平衡；我们的肌肉和关节中也含有许多位置传感器。

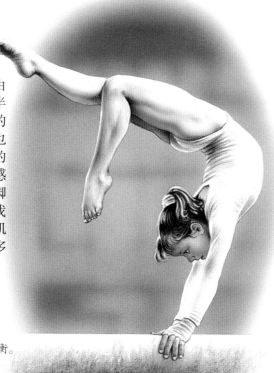

前庭器官帮助身体保持平衡。

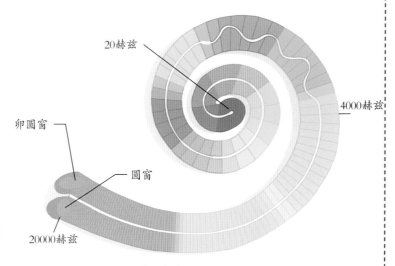

20赫兹
4000赫兹
卵圆窗
圆窗
20000赫兹

人耳的听觉频率范围是20~20000赫兹。耳蜗的顶端感知较高频率的声音，末端感知低频率的声音。

声音的形成

呼气时，空气从肺部涌出，冲击喉咙里的声带，发出声音。声带展开，不同的声门会发出不同的声音。牙齿、舌头、言语会进一步修正这些声音。安静时，声带放松，气体可以无障碍地从气管通过喉咙。

49

人体揭秘 人体机能 听觉和平衡

味觉、嗅觉和触觉

家的味道

刚上桌的食物还在冒着热气，冲击着我们的嗅觉。此时我们只要凑过去闻一闻就能立即判断这是不是我们想吃的东西。潜意识里，我们认为闻上去香的东西，味道一定也不差。味觉和嗅觉都会帮助我们判断食物是否好吃，是否变质或有毒。鼻子的嗅觉和口腔里的味觉并不是相互独立的个体，它们共同合作帮助我们来判断食物的品质。和食物散发的香气一样，我们的家也会有自己独特的味道，带给我们安全感。家里有我们太多甜蜜的回忆：蹒跚学步时的我们总是会撞到东西，有时会一头扑到泰迪熊软软的怀抱中，有时则会被锋利的桌角撞得哇哇大哭……这些都离不开我们的触觉。

嗅球

嗅觉上皮

鼻腔

我们能识别出上万种不同的气味。女性的嗅觉比男性要更敏锐，怀孕之后的女性由于体内激素水平的变化，嗅觉会更加灵敏。不过和其他的感受器相比，嗅觉上皮里的嗅觉感受器似乎更容易疲劳。古语云："入鲍鱼之肆久而不闻其臭。"说的就是这个道理，时间长了，嗅觉感受器不再产生刺激，我们也就闻不到某种味道了。

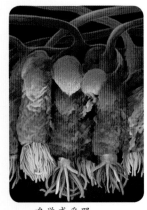

嗅觉感受器

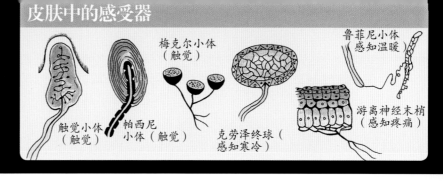

皮肤中的感受器

触觉小体
（触觉）

帕西尼
小体（触觉）

梅克尔小体
（触觉）

克劳泽终球（
感知寒冷）

鲁菲尼小体
感知温暖

游离神经末梢
（感知疼痛）

嗅觉上皮中的感受器会进行两项活动：与气味分子结合、刺激嗅觉神经纤维结合。它们还会和颅腔中的嗅球发生联系。

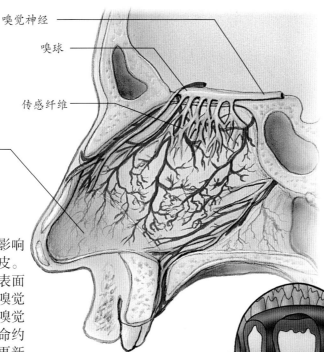

嗅觉神经

嗅球

传感纤维

鼻腔

嗅觉

空气中的化学物质会影响到位于鼻腔上部的嗅觉上皮。这些化学物质溶解在上皮表面的黏液中，然后被黏液中嗅觉感受器捕捉并送至大脑的嗅觉中枢。嗅觉感受细胞的寿命约为30~60天。它们会不断更新替换，因为用久了的嗅觉感受细胞就没那么灵敏了，对气味的感知能力也会变弱。

触觉

我们的皮肤中有数百万的感受器，因此拿起一个东西，我们能感知它的形状、大小和材质。如果我们在朋友的背上写一个字母，他也能猜到这个字母。这是皮肤表层中触觉小体作用的结果。皮肤深层的地方有压力感受器，能感受到更强烈的刺激。游离神经末梢让我们感受疼痛，这样我们就能感知皮肤受到的损伤。皮肤里还有热量感受器。骨骼肌和内脏壁中也会有压力、疼痛和热量的感受器。

味觉

口腔分泌的唾液可以溶解食物中的呈味物质，接下来味觉感受器——味蕾就会把这些溶解后的物质收集起来。味蕾由舌头表面和咽部后端的舌乳头突构成，一个味蕾连接着大约50条神经纤维，这些纤维会将刺激直接传送到大脑的味觉中枢。如果食物味道不好，这意味着我们吃下去可能会生病；如果味道不错，那唾液腺和胃腺就会受到刺激，开始分泌液体。四种基本味道甜、咸、酸、苦，混合在一起又能产生许多味道，味蕾能够感知其中的数百种味道。

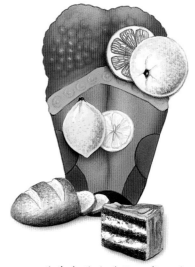

味蕾

舌乳头

四种基本的味道甜、咸、酸、苦，在舌头上的感受区域也不同。

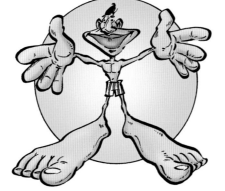

触觉感受器的分布并不均匀，大多数集中在嘴唇、指尖以及足部。

力量的感觉

当肌肉拉伸时，就会对骨骼肌内的肌梭形成刺激，传入神经。肌梭可以帮助大脑察觉肌肉的运动。察觉肌肉的运动有利于机体协调运作，做出更复杂精密的动作。我们在握笔写字时，需要多大力量？拿着一根吸管而又不捏扁它，需要多少力量？这些都是我们能感知到的。

人体揭秘 人体机能 味觉、嗅觉和触觉

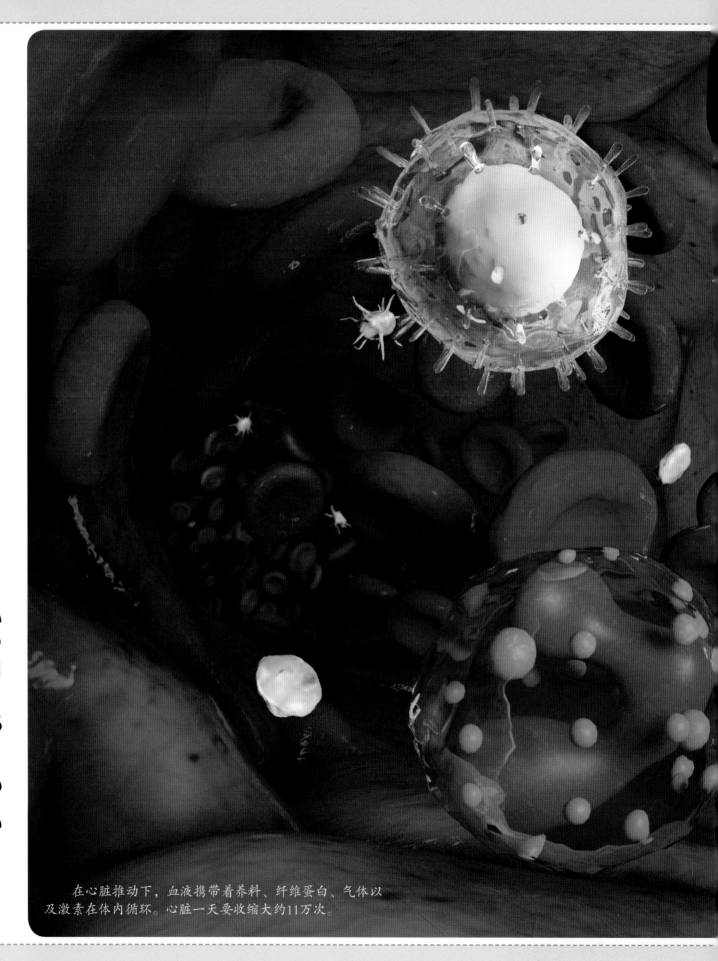

人体机能

在心脏推动下，血液携带着养料、纤维蛋白、气体以及激素在体内循环。心脏一天要收缩大约11万次。

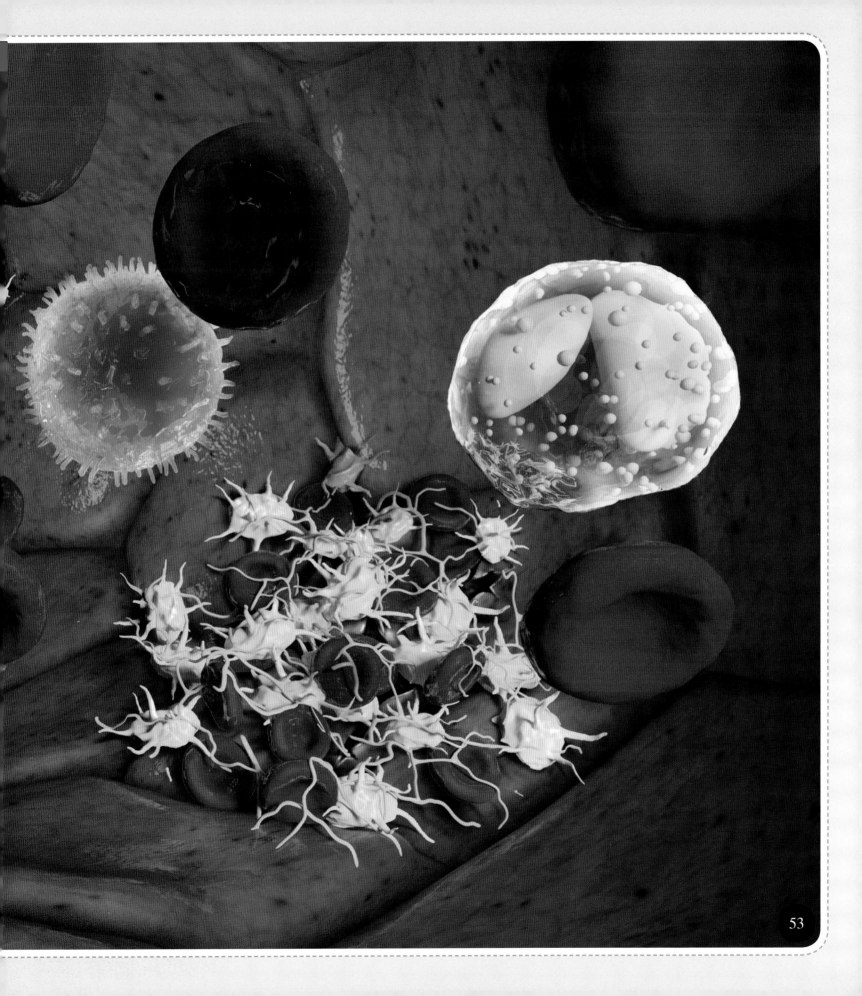

血液

医院

　　不论我们如何小心，生活中总少不了意外。一小块玻璃就能划破我们的手掌，导致流血。如果伤口不深，不用管它，伤口很快就会止血。但如果伤口很深，我们就需要去医院包扎止血，并对伤口进行消毒。如果放任伤口不管，病原体可能就会从伤口趁虚而入，引发伤口感染。我们去医院不仅仅是因为出了意外。如果你小时候扁桃体炎反复发作，可能就需要住院治疗，摘除扁桃体。手术之前，为了以防万一，医生会为你的身体进行一系列的检查，也会为你验血，检测你的血型和血液的成分。从检测结果中，医生就能看出你的身体状况。

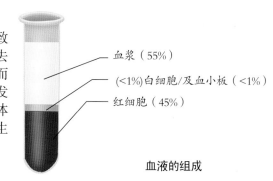

血浆（55%）
(<1%)白细胞/及血小板（<1%）
红细胞（45%）

血液的组成

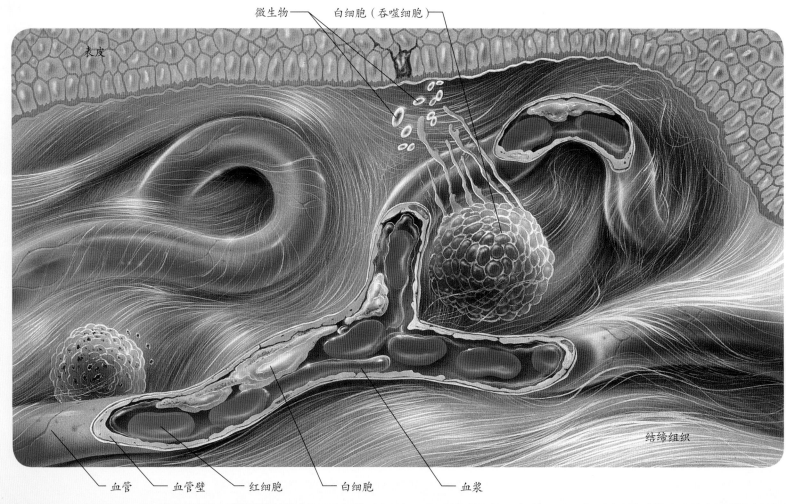

微生物　白细胞（吞噬细胞）
表皮
结缔组织
血管　血管壁　红细胞　白细胞　血浆

红骨髓可以产生红细胞。白细胞位于血液、淋巴及各组织中。

凝血作用

　　轻微的伤口会自动止血。此时，受伤血管的外层会收缩，阻止血液进一步流失。接着，血小板被激活，它们到达伤口，黏在受伤的血管上，填补伤口。同时，它们还会释放某种化学物质，把部分血浆蛋白质转化成不可溶解的纤维蛋白，使伤口附近的血液凝固，再加上血小板本身和一些红细胞，在伤口上形成了血块，完全堵住了伤口。

　　通过听诊器，我们能听到自己的心跳声。这种声音来自于瓣膜，是瓣膜为了防止血液倒流，快速关闭所发出的声音。第一声来自于心房和心室之间的瓣膜，第二声则来自于心室和血管之间的心窍。

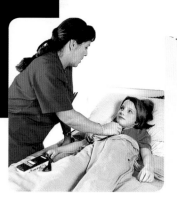

液态结缔组织

　　血液隶属于结缔组织，其中含有细胞和液态的细胞间质（即血浆）。红细胞、白细胞和血小板是血液中的有形成分。红细胞中含有血红蛋白，所以呈红色，它看上去像一个甜甜圈，是氧气和二氧化碳的载体。白细胞是免疫系统的一员，能消灭病原体。血小板是细胞碎片，在凝血过程中发挥作用。血浆里大约90%都是水，它还承担着运输蛋白质、盐类以及其他物质的任务，包括激素、小肠吸收的维生素以及营养物质等。

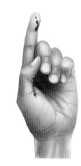

　　伤口流血时，吞噬细胞会聚集在伤口附近消除入侵的病原体。在对抗病菌的过程中，有些吞噬细胞"壮烈牺牲"。它们和分解的组织残渣以及死亡的病原体一起形成了伤口的脓液。

ABO血型系统

　　输血之前，我们要先弄清自己的血型。根据现有的ABO血型系统，血型共有四种：A型、B型、AB型和O型。红细胞表面的蛋白质被称为抗原，血浆中也存在着抗体。不同血型的人之间的抗原和抗体都不一样。输血时如果采用的是相同血型的血液，就不会有什么问题。但如果输入了不同血型的血液，血浆中的抗体就会使外来血液中的红细胞凝聚沉淀，形成血凝块这样会使血管阻塞，阻碍血液循环，有时甚至会有生命危险。

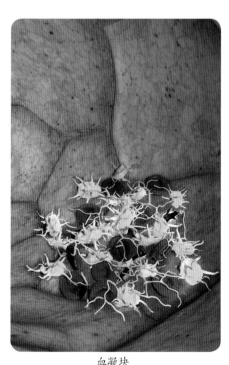

血凝块

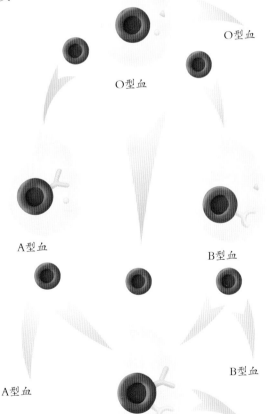

O型血

O型血

A型血

B型血

A型血

B型血

AB型血

AB型血

　　理论上说，O型血的人可以给每个人输血，AB血型的人能接受每种血型人的血。然而在输血过程中，每个人需从同一血型的献血者那里获得血液。

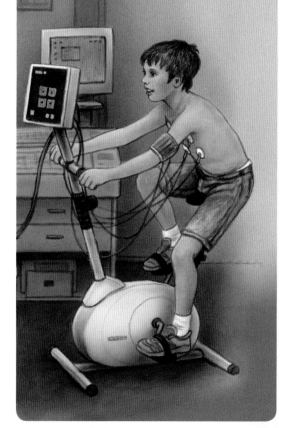

　　血压和脉搏是可测的。通过心电图，运动员可以了解自己的身体状态，心脏病患者也能了解自己的健康情况。

意外事故

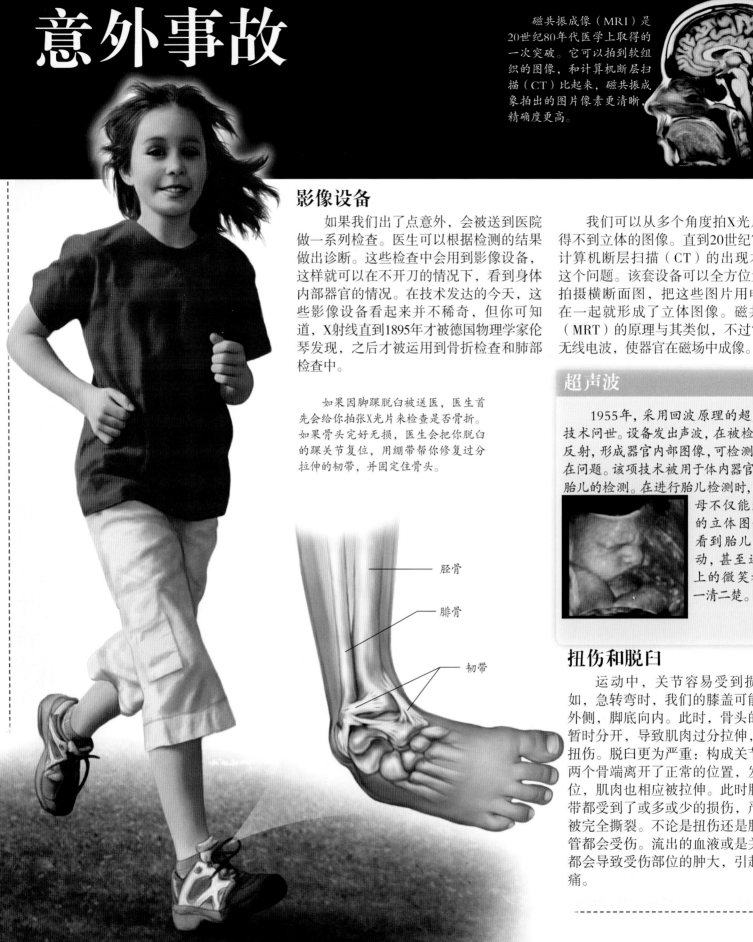

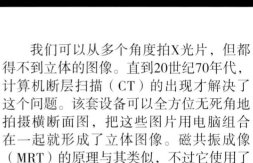

影像设备

如果我们出了点意外，会被送到医院做一系列检查。医生可以根据检测的结果做出诊断。这些检查中会用到影像设备，这样就可以在不开刀的情况下，看到身体内部器官的情况。在技术发达的今天，这些影像设备看起来并不稀奇，但你可知道，X射线直到1895年才被德国物理学家伦琴发现，之后才被运用到骨折检查和肺部检查中。

如果因脚踝脱臼被送医，医生首先会给你拍张X光片来检查是否骨折。如果骨头完好无损，医生会把你脱臼的踝关节复位，用绷带帮你修复过分拉伸的韧带，并固定住骨头。

我们可以从多个角度拍X光片，但都得不到立体的图像。直到20世纪70年代，计算机断层扫描（CT）的出现才解决了这个问题。该套设备可以全方位无死角地拍摄横断面图，把这些图片用电脑组合在一起就形成了立体图像。磁共振成像（MRT）的原理与其类似，不过它使用了无线电波，使器官在磁场中成像。

超声波

1955年，采用回波原理的超声波成像技术问世。设备发出声波，在被检测器官内反射，形成器官内部图像，可检测出器官潜在问题。该项技术被用于体内器官和子宫内胎儿的检测。在进行胎儿检测时，医生和父母不仅能看到胎儿的立体图像，还能看到胎儿的一举一动，甚至连胎儿脸上的微笑都能看得一清二楚。

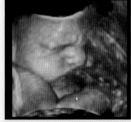

扭伤和脱臼

运动中，关节容易受到损伤。比如，急转弯时，我们的膝盖可能被撇向外侧，脚底向内。此时，骨头的两端会暂时分开，导致肌肉过分拉伸，这就是扭伤。脱臼更为严重：构成关节的上下两个骨端离开了正常的位置，发生了错位，肌肉也相应被拉伸。此时肌肉和韧带都受到了或多或少的损伤，严重时会被完全撕裂。不论是扭伤还是脱臼，血管都会受伤。流出的血液或是关节滑液都会导致受伤部位的肿大，引起剧烈疼痛。

胫骨

腓骨

韧带

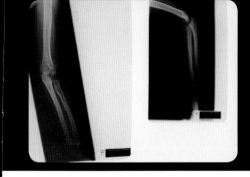

骨折

尽管我们的骨头十分坚硬，但生活中也难免会出现些状况，造成骨折。骨折部位的血管和神经也会受到损伤。除了使用X光检测，如果有必要，比如骨折发生在关节部位，也会使用计算机断层扫描和磁共振成像进行检测，以得到更精确的检测结果。把折断的骨头两端接在一起后（有时可能需要手术），医生还会给骨折部位打上石膏。接下来的事就交给造骨细胞和破骨细胞了。骨头愈合需要数周的时间。

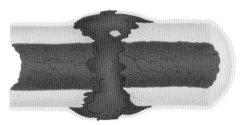

骨头内的血管受损，会在骨膜或者周围肌肉中形成血块。

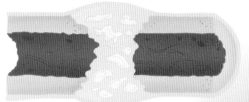

血块形成的部位随后会被结缔组织和软骨组织所取代。造骨细胞逐渐生成新的骨组织。

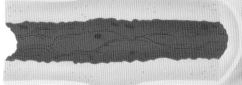

在造骨细胞和破骨细胞的共同努力下，骨头愈合。

石膏只要打6~8周就可以了，但在这段时间内，那些不动的肌肉有可能萎缩。所以在移除石膏后，要针对肌肉做康复性训练。

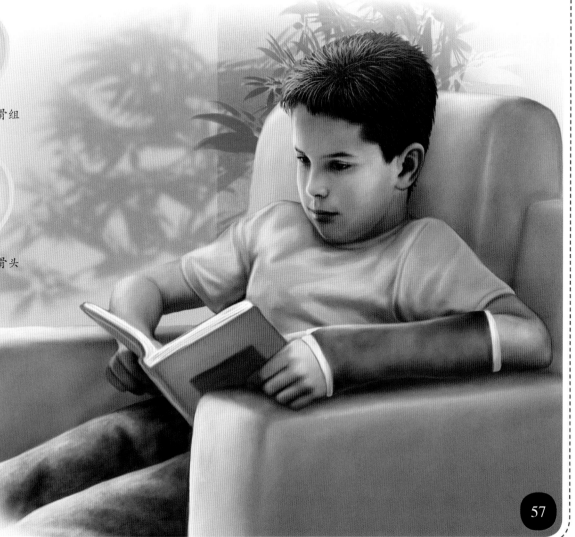

保持健康

身心健康

虽然我们的寿命有限，但是如果我们注重保持健康，就可以延年益寿。合理饮食对内脏器官大有裨益，适度运动有助于锻炼肌肉和骨骼系统的发育。不熬夜，保持充足的睡眠，这样大脑白天的工作效率才会大大提升。勤洗澡，注重个人卫生，才能不给病菌滋生的土壤。

蔬菜和水果中含有大量人体所需的矿物质，例如钙、镁、磷、钠、钾、铁等。

食物金字塔

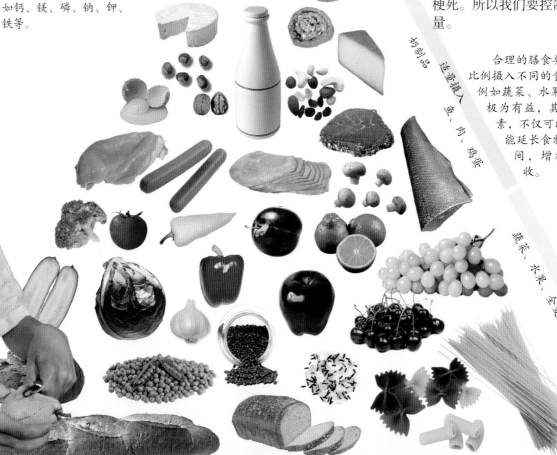

少量摄入 油脂、甜点

奶制品 适量摄入 鱼、肉、鸡蛋

大量摄入 蔬菜、水果、全麦面包、谷物、面食、糙米

能量供应

食物提供的糖类、蛋白质和脂肪是我们身体能量的来源。食物中所含的能量可用千卡为单位计算。为了保持身体健康，我们每天都要摄入一定量的营养物质。对一个十岁的小女孩来说，每天要摄入1400千卡的能量，男孩则为1600千卡。我们摄入的营养物质不仅数量要足，其比例也要合适。如果我们摄入了过多的糖类和脂类，多余的就会以脂肪的形式储存在体内，导致肥胖。动物油脂中含有饱和脂肪酸，而饱和脂肪酸会导致胆固醇升高，引起动脉硬化和心肌梗死。所以我们要控制动物油脂的摄入量。

合理的膳食要求我们按照不同的比例摄入不同的食物。植物性食物，例如蔬菜、水果、五谷杂粮对人体极为有益，其中含有大量的纤维素，不仅可以促进肠胃蠕动，还能延长食物在肠道中停留的时间，增加肠道对营养的吸收。

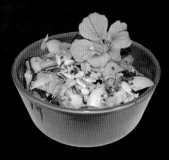

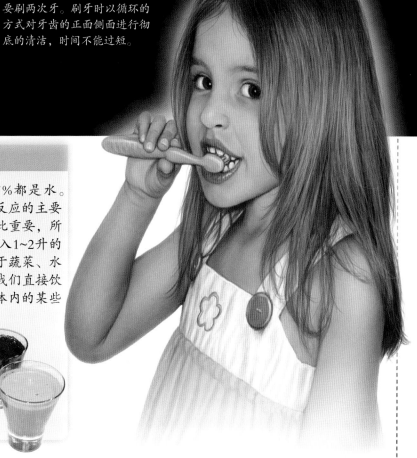

未经加工的蔬菜（比如做成沙拉），可最大程度地保持维生素和矿物质的含量。

为了保护牙齿，我们每天要刷两次牙。刷牙时以循环的方式对牙齿的正面侧面进行彻底的清洁，时间不能过短。

维生素和矿物质

"维生素"这个词来源于拉丁语。人体无法制造维生素，却又离不开它。某些生理活动只有在维生素参与的情况下才能进行。维生素要想发挥作用首先需要被溶解。某些维生素，例如维生素D、维生素E、维生素K和维生素A只溶于脂肪，而维生素C、维生素P、B族维生素可溶解在水中。矿物质（钙、镁等离子）也很重要。如果我们的身体摄入矿物质不足，不仅某些细胞活动会停止，还会出现营养缺乏症。比如贫血、佝偻病。过去这些病经常会在孩子身上出现。

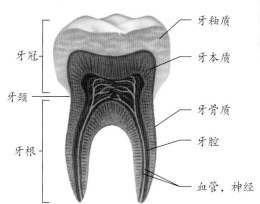

牙冠
牙颈
牙根
牙釉质
牙本质
牙骨质
牙腔
血管，神经

牙齿比骨骼还要坚硬，牙釉质主要由钙和氟组成，是身体中最坚硬的物质。养成经常刷牙的习惯，有助于防止蛀牙。

完整的牙齿

饭后不刷牙，微生物就会附着在牙齿的表面，享有牙齿上的食物残渣，同时分泌酸性物质。这些酸性物质会腐蚀牙釉质，溶解其中的钙离子，形成蛀牙。一开始，只是牙釉质上会出现蛀洞，随后蛀洞会蔓延至牙质。勤刷牙并定期做牙齿检查能够预防蛀牙的发生。

生命的佳酿

我们的身体有67%都是水。水是身体内发生化学反应的主要场所。水对于生命如此重要，所以我们每天至少要摄入1~2升的水。这些水可以来自于蔬菜、水果等食物，也可以是我们直接饮用的水。除此之外，体内的某些化学反应也会产生水。

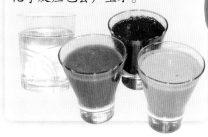

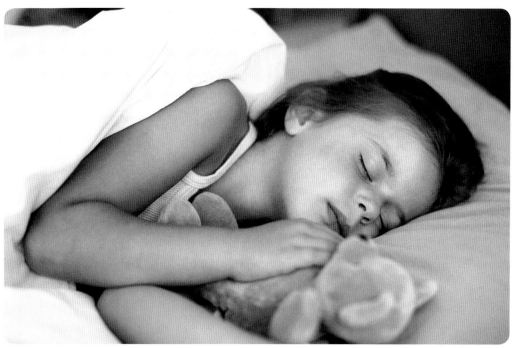

人的一生就是清醒和沉睡两种状态交替的过程。睡眠对记忆尤其是长期记忆至关重要，因为在我们睡觉的时候，大脑会梳理清醒时获得的信息并进行记录。所以，16岁以下的儿童每天一定要保证8~10小时的睡眠。

维生素

水溶性维生素

维生素B₁（硫胺素）

维生素B₁含量高的食物：

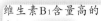
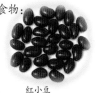
红小豆

酵母　小扁豆　豌豆　马铃薯　小麦胚芽

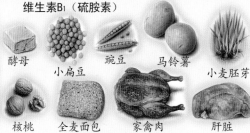
核桃　全麦面包　家禽肉　肝脏

在生命体中的重要作用：
- 调节糖类代谢
- 改善精神状况，缓解疲劳
- 提高肌肉工作效率

缺乏维生素B₁易导致：
- 肌肉萎缩
- 精神错乱
- 抑郁
- 脚气病

维生素B₅（泛酸）

维生素B₅含量高的食物：

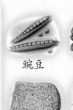
小扁豆

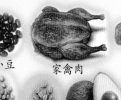
豌豆　红小豆　家禽肉　肝脏

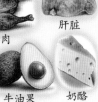
全麦面包　干豌豆　燕麦片　牛油果　奶酪

在生命体中的重要作用：
- 促进伤口愈合
- 防止感染
- 促进糖类和脂肪代谢

缺乏维生素B₅易导致：
- 头痛
- 疲劳
- 睡眠障碍
- 四肢无力

维生素B₂（核黄素）

维生素B₂含量高的食物：

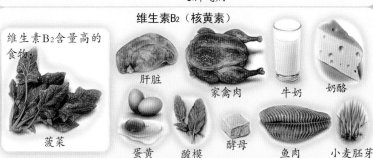
菠菜

蛋黄　酸模　酵母　肝脏　家禽肉　牛奶　奶酪　鱼肉　小麦胚芽

在生命体中的重要作用：
- 分解脂肪
- 促使毛发、皮肤、指甲正常生长

缺乏维生素B₂易导致：
- 牙龈炎
- 皮炎
- 眼部疾病

维生素B₆（吡哆醇）

维生素B₆含量高的食物：

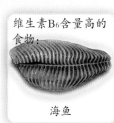
海鱼

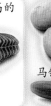
马铃薯

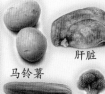
肝脏　酵母　猪肉

黄瓜　西蓝花　西瓜

牛奶　全麦面包

在生命体中的重要作用：
- 维持神经系统的运作
- 造血
- 促进蛋白质的代谢

缺乏维生素B₆易导致：
- 神经系统错乱
- 皮肤病
- 贫血

维生素B₃（烟酸）

维生素B₃含量高的食物：

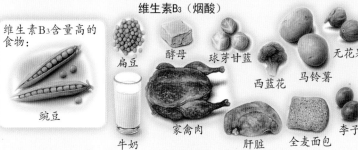
豌豆

酵母　球芽甘蓝　无花果　西蓝花　马铃薯　牛奶　家禽肉　肝脏　全麦面包　李子

扁豆

在生命体中的重要作用：
- 有辅酶的作用
- 促进消化

缺乏维生素B₃易导致：
- 糙皮病
- 皮炎
- 腹泻
- 记忆力下降

维生素B₉（叶酸）

维生素B₉含量高的食物：

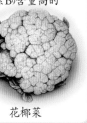
花椰菜

菠菜　橘子　四季豆　肝脏

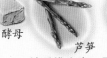

燕麦片　酵母　芦笋

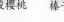
酸樱桃　榛子

在生命体中的重要作用：
- 促进胎儿发育
- 造血
- 促进蛋白质代谢
- 有利于肠胃系统的健康

缺乏维生素B₉易导致：
- 贫血
- 胎儿畸形
- 肠胃问题